W0268904

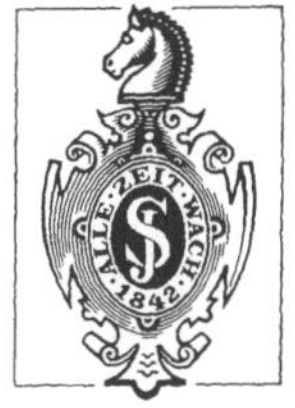
ALLE ZEIT NACH
1842
S

J. Chrubasik   Th. Pasch (Hrsg.)

Zur Therapie mit Aerosolen

Klinische und experimentelle Untersuchungen

Unter Mitarbeit von
K. Bonath   J. Cade   S. Chrubasik   J. Cruz de la Torre Gonzales
A. Demaille   A. Delobelle-Deroide   K. Falke   G. Friedrich
H. Gautschi   E. Geller   G. Kistler   B. Lausen   P. Mackay
J. Meynadier   D. Niv   H. Poppen   C. Rülander   E. W. Russi
H. D. Schulte   J. Schulte-Mönting   V. Schusdziarra
A. Sutherland   I. Tsevi   M. O. Vilain   B. Volk   H. J. Wüst

Springer-Verlag   Berlin   Heidelberg   New York
London   Paris   Tokyo   Hong Kong

Priv.-Doz. Dr. med. Joachim Chrubasik
Prof. Dr. med. Thomas Pasch

Institut für Anästhesiologie, Universitätsspital
Rämistraße 100, 8091 Zürich, Schweiz

Geleitwort von Gustav Kuschinsky

Mit 35 Abbildungen

ISBN-13: 978-3-540-50610-2   e-ISBN-13: 978-3-642-74327-6
DOI: 10.1007/978-3-642-74327-6

2119/3140-543210 – Gedruckt auf säurefreiem Papier.

Geleitwort

Seit etwa 100 Jahren ist die große Resorptionskapazität der Lunge immer wieder eine Herausforderung gewesen, die Lunge als Ort der Applikation zu nutzen.

Zweifelsohne hat die Aerosoltherapie ihren Wert bei der Behandlung von Atemwegserkrankungen. Wie die Untersuchungen von Dr. Chrubasik und Mitarbeitern zeigen, bleibt die Methode der Morphinaerosolinhalation im Rahmen der Schmerztherapie jedoch nur dem Ausnahmefall vorbehalten. Darüber hinaus geben die tierexperimentellen Untersuchungen der Autoren Impulse, den pulmonalen Resorptionsmechanismus sowie die Notwendigkeit der Lungenprotektion bei Langzeitbeatmung neu zu überdenken.

Mainz, im Frühjahr 1989   Prof. Dr. G. Kuschinsky

Vorwort

Das Kompendium, ein Beitrag zur Therapie mit Aerosolen, entstand auf der Suche nach einer einfachen Methode zur Schmerzbehandlung. Die Grundlagen wurden systematisch erarbeitet. Unser Dank gilt daher vor allem den Tierpflegern und dem Personal des Labors für pathologische Anatomie des Centre Oscar Lambret in Lille für ihre Unterstützung bei der Durchführung der tierexperimentellen Untersuchungen und Frau C. Steffens vom gerichtsmedizinischen Institut der Universität Freiburg für die radioimmunologischen Morphinbestimmungen. Den Schwestern und Pflegern der Universitätskliniken Düsseldorf und des Ichilov Hospital in Tel Aviv bzw. des Royal Melbourne Hospital in Melbourne sei für ihre Geduld bei der Durchführung der klinischen Untersuchungen gedankt.

Die Ergebnisse sind, wenn nicht anders vermerkt, als Mittelwert $\pm$ SEM angegeben, die Signifikanzen mit $*p < 0{,}05$, $**p < 0{,}01$ und $***p < 0{,}001$. Zur Zerstäubung wurde der „Cirrus Nebulizer" der Fa. B + P, D-5206 Neunkirchen-Seelscheid 2, genutzt. Für die Bereitstellung des Somatostatins danken wir Herrn Dr. M. Messerschmidt, Fa. Diamalt, D-8000 München.

Darüber hinaus danken wir Herrn W. Lughofer, Freiburg i. Br., für die Erstellung des Programms zur Berechnung der bioverfügbaren Morphinmenge nach Morphininhalation sowie Herrn Dr. D. Büttner, Essen, und Herrn Prof. Dr. K. Richter, Hannover, für wertvolle Anregungen bei der Anfertigung der Manuskriptteile und Herrn Prof. Dr. E. R. Weibel, Anatomisches Institut, Universität Bern, für die Überlassung des Titelbildes.

Zürich, im Februar 1989   J. Chrubasik

Inhaltsverzeichnis

Mitarbeiterverzeichnis

Bonath, K., Prof. Dr.
Chirurgische Veterinärklinik der Universität
Frankfurter Str. 108, 6300 Gießen, BRD

Cade, J., Dr.
Intensive Care Unit, The Royal Melbourne Hospital
Victoria 3050, Australien

Chrubasik, J., Priv.-Doz. Dr.
Institut für Anästhesiologie, Universitätsspital
Rämistr. 100, 8091 Zürich 7, Schweiz

Chrubasik, S., Dr.
Bolleystr. 45, 8006 Zürich 6, Schweiz

Cruz de la Torre Gonzales, J., Dr.
Département de Chirurgie, Centre Oscar Lambret
59020 Lille Cedex, Frankreich

Delobelle-Deroide, A., Dr.
Département d'Anatomie Pathologique, Centre Oscar Lambret
59020 Lille Cedex, Frankreich

Demaille, A., Prof. Dr.
Directeur de Centre Oscar Lambret
59020 Lille Cedex, Frankreich

Falke, K., Prof. Dr.
Institut für Anästhesiologie, Universitätsklinik Charlottenburg
Spandauerdamm 130, 1000 Berlin 19, BRD

Friedrich, G., Dr. Dr.
Institut für Rechtsmedizin der Universität
Albertstr. 9, 7800 Freiburg, BRD

Gautschi, H., Dr.
Institut für Labormedizin, Universitätsspital
Rämistr. 100, 8091 Zürich 7, Schweiz

Geller, E., Dr.
Department of Anaesthesiology, Ichilov Hospital
Tel Aviv University, Tel Aviv, Israel

Kistler, G., Prof. Dr.
Kantonsarzt, Obstgartenstr. 21,
8090 Zürich 6, Schweiz

Lausen, B., Dipl.-Stat.
Institut für medizinische Biometrie und medizinische Informatik
der Universität
Stefan-Maier-Str. 26, 7800 Freiburg, BRD

Mackay, P., Dr.
Department of Anaesthesiology, The Royal Melbourne Hospital
Victoria 3050, Australien

Meynadier, J., Dr.
Département d'Anaesthesie, Centre Oscar Lambret
59020 Lille Cedex, Frankreich

Niv, D., Dr.
Department of Anaesthesiology, Ichilov Hospital
Tel Aviv University, Tel Aviv, Israel

Pasch, Th., Prof. Dr.
Institut für Anästhesiologie, Universitätsspital
Rämistr. 100, 8091 Zürich 7, Schweiz

Poppen, H., cand. med. vet.
Chirurgische Veterinärklinik der Universität
Frankfurter Str. 108, 6300 Gießen, BRD

Rülander, C., cand. med.
Institut für Anästhesiologie, Universitätsklinik
Moorenstr. 5, 4000 Düsseldorf, BRD

Russi, E. W., Priv.-Doz. Dr.
Medizinische Klinik, Universitätsspital
Rämistr. 100, 8091 Zürich 7, Schweiz

Schulte, H. D., Prof. Dr.
Institut für Kardiochirurgie, Universitätsklinik
Moorenstr. 5, 4000 Düsseldorf, BRD

Schulte-Mönting, J., Priv.-Doz. Dr.
Institut für medizinische Biometrie und medizinische Informatik
der Universität
Stefan-Meier-Str. 26, 7800 Freiburg, BRD

Schusdziarra, V., Priv.-Doz. Dr.
Medizinische Klinik der TU
8000 München 80, BRD

Sutherland, A., Dr.
Department of Anaesthesiology, The Royal Melbourne Hospital
Victoria 3050, Australien

Tsevi, I., cand. med.
Institut für Anästhesiologie, Universitätsklinik
Moorenstr. 5, 4000 Düsseldorf, BRD

Vilain, M.O., Dr.
Département d'Anatomie Pathologique, Centre Oscar Lambret
59020 Lille Cedex, Frankreich

Volk, B., Prof. Dr.
Institut für Neuropathologie der Universität
Albertstr. 19, 7800 Freiburg, BRD

Wüst, H.J., Prof. Dr.
Institut für Anästhesiologie, Universitätsklinik
Moorenstr. 5, 4000 Düsseldorf, BRD

1 Der Atmungsapparat

J. Chrubasik, G. Kistler

Schematisch lassen sich die Atmungsorgane in 2 Abschnitte gliedern: die luftleitenden Atemwege und die dem Gasaustausch dienenden Lungenbläschen (Alveolen).

1.1 Die luftleitenden Atemwege

Die Luftpassage durch die paarige Nasenhöhle beginnt am Nasenvorhof (Vestibulum nasi) und endet mit den beiden Choanen im Epipharynx. Das Vestibulum nasi ist überwiegend mit mehrschichtigem, verhorntem Plattenepithel ausgekleidet. Im vorderen Teil bilden zahlreiche kurze, aber kräftige Haare eine Art Reuse, die gröbere Verunreinigungen der Atemluft zurückzuhalten vermag. Die Nasenschleimhaut beginnt erst weiter innen am sog. Limen nasi. Nach der Struktur der Schleimhautauskleidung läßt sich die sog. Regio respiratoria (mehrreihiges Flimmerepithel mit Becherzellen, darunter ein ausgedehntes Venengeflecht) von der sog. Regio olfactoria (Riechschleimhaut mit spezifischen Sinneszellen; im Bereich der oberen Nasenmuschel und dem gegenüberliegenden Abschnitt der Nasen-

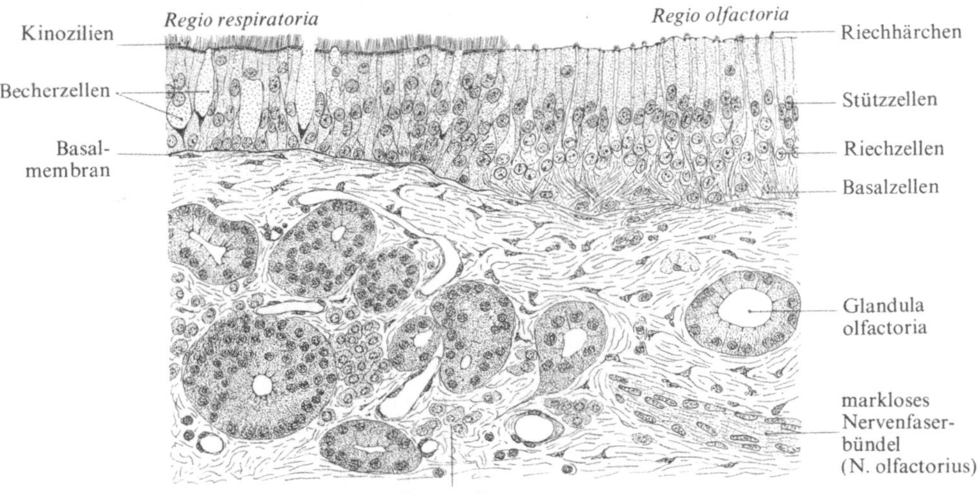

Abb. 1. Nasenhöhlenschleimhaut; Übergang der Regio respiratoria in die Regio olfactoria, Vergr. 250:1. (Aus Bucher 1977)

scheidewand) unterscheiden (s. Abb. 1). Die mit der Nasenhöhle verbundenen Nebenhöhlen sind ebenfalls mit respiratorischer Schleimhaut ausgekleidet. Über den Epipharynx gelangt die eingeatmete Luft in den Rachen (Pharynx), in dem sich Atem- und Nahrungsweg kreuzen (s. Abb. 2). Der Kehlkopf (Larynx) oberhalb der Trachea sorgt mit dem Epiglottisverschluß für eine strikte Trennung der Passagen. Das knorpelige Skelett des Kehlkopfes bildet mit seinen Bändern, Muskeln und Falten u. a. den Stimmapparat mit der Stimmritze, die in Inspirationsstellung weit geöffnet, beim Sprechen mehr oder weniger geschlossen und beim Hustenstoß zunächst völlig verschlossen ist. Der Kehlkopf (mit Ausnahme der Stimmfalten und der lingualen Seite der Epiglottis) ist ebenfalls von respiratorischer Schleimhaut überzogen, in der verstreut kleine Drüsen liegen.

Die unterhalb des Ringknorpels des Kehlkopfes beginnende Luftröhre (Trachea) ist ein 10–12 cm langes Rohr, dessen Gerüst von 16–20 hufeisenförmigen Knorpelspangen gebildet wird. In Höhe des 4. Brustwirbels teilt sie sich an der Bifurcatio tracheae in die beiden Hauptbronchien auf, die sich ihrerseits in 12–15 Teilungsschritten bis in die Endbronchien (Bronchioli respiratorii) aufteilen (s. Abb. 3). Trachea und Bronchien sind – mit Ausnahme des sog. Trachealsporns (Carina tracheae), der an der Bifurkation von unten her in das Lumen der Trachea vorspringt und von Plattenepithel bedeckt ist – von respiratorischer Schleimhaut mit einem mehrreihigen hochprismatischen Flimmerepithel ausgekleidet, das zahlreiche seromuköse Drüsen, in den Bronchien auch endokrine Drüsenzellen enthält. Die Flimmerhaare schlagen in Richtung Kehlkopf.

Mit abnehmendem Kaliber der Bronchien wird das Epithel allmählich niedriger, bis es in den Bronchioli nur noch einschichtig-kubisch ist. Im Epithel der Bronchioli terminales finden sich sog. Clara-Zellen, deren Sekret Schleim und

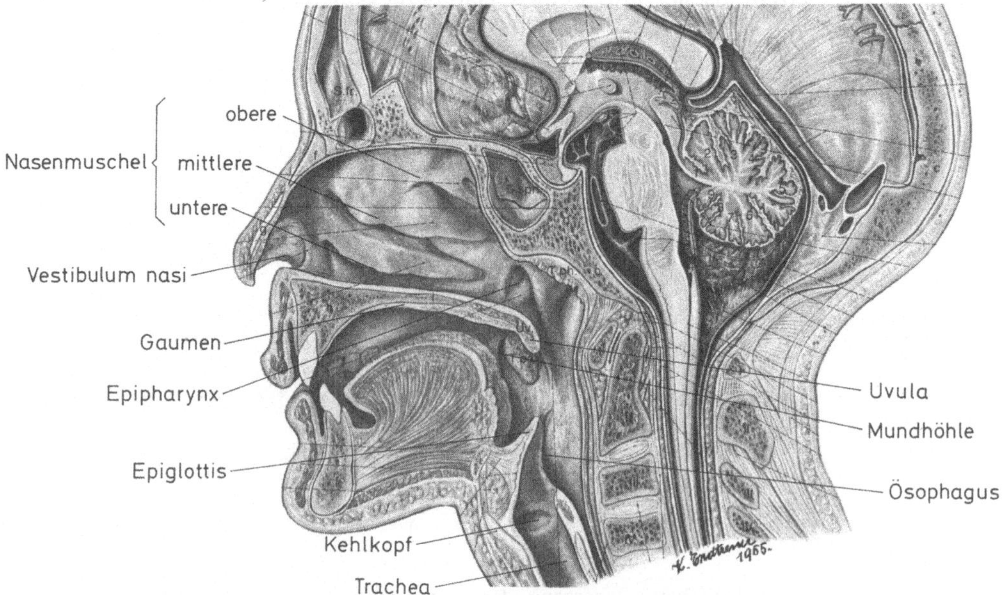

Abb. 2. Paramedianschnitt durch Kopf und Hals. (Mod. nach Platzer 1987)

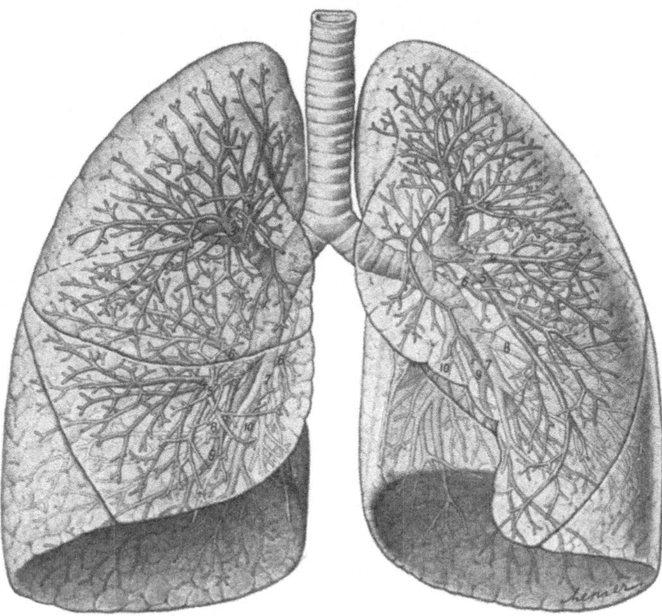

Abb. 3. Aufzweigung der luftleitenden Atemwege. (Mod. nach Ferner u. Staubesand 1982)

Tabelle 1. Schema der Bronchialverzweigung mit annähernd errechneten Strömungsgeschwindigkeiten und Durchströmungszeiten bei einer Ventilationsgeschwindigkeit von 200 cm^3/s. (Mod. nach Findeisen 1935 und Davies 1949)

Lungenteile	Ver-zwei-gungs-faktor	Anzahl	Innerer Durch-messer [cm]	Länge [cm]	Volumen [cm^3]	Gesamt-quer-schnitt [cm^2]	Strömungs-geschwin-dig-keiten[a] [cm/s]	Durch-strö-mungs-zeiten [s]
A Trachea	1	1	1,3	11,0	14,3	1,3	150	0,07
B Hauptbronchien	2	2	0,75	6,5	7,1	1,1	180	0,04
C Bronchien 1. Ordnung	6	12	0,4	3,0	4,5	1,5	130	0,02
D Bronchien 2. Ordnung	8	100	0,2	1,5	4,6	3,1	65	0,02
E Bronchien 3. Ordnung	8	770	0,15	0,5	7,0	14	14	0,04
F Bronchioli terminales	70	$5,4 \cdot 10^4$	0,06	0,3	4,5	150	1,3	0,22
G Bronchioli respiratorii	2	$1,1 \cdot 10^5$	0,05	0,15	33,0	220	0,9	0,17
H Ductuli alveolarii	240	$2,6 \cdot 10^7$	0,02	0,02	164,0	8200	0,025	0,82
I Sacculi alveolarii	2	$5,2 \cdot 10^7$	0,03	0,03	4320,0	(147 000)[b]	etwa 0	1,2

[a] Für 200 cm^3/s Ventilationsgeschwindigkeit.
[b] Gesamtoberfläche der kugelförmigen Sacculi alveolarii.

Zelldetritus u. a. durch proteolytische Enzyme aufzulösen vermag. Die charakteristischen Bauunterschiede der Trachea und der verschiedenen Abschnitte des Bronchialbaums sind in Tabelle 1 zusammengefaßt.

Tabelle 2. Charakteristische Bauunterschiede der Trachea und der verschiedenen Abschnitte des Bronchialbaumes. (Nach Bucher 1977)

	Epithel-auskleidung	Drüsen	Glatte Muskulatur	Knorpel
Trachea	Mehrreihiges Flimmerepithel (mit Becher-zellen)	Seromuköse Glandulae tra-cheales vor allem zwischen den Knorpelspangen und im knorpel-freien Bereich	Nur im knorpel-freien Bereich	Hufeisenförmige Spangen hyalin
Bronchi lobares und segmentales (sowie deren Äste)	Mehrreihiges Flimmerepithel (mit vielen Becherzellen)	Seromuköse Glandulae bron-chiales vor allem zwischen den Knorpelstücken der submukösen Bindegewebs-schicht	Tunica muscularis	Form und Anord-nung unregel-mäßig in größeren Bron-chien hyalin, in kleineren allmäh-lich elastisch wer-dend
Bronchioli	Einschichtig wer-dendes prismati-sches Flimmer-epithel (ohne Becherzellen)	Verschwinden allmählich oder fehlen ganz	Tunica muscularis	Fehlt
Bronchioli respiratorii	Einschichtig kubisch, ohne Flimmerhaare und ohne Becher-zellen	Fehlen	Tunica muscularis	Fehlt

1.2 Die Lungen

Die Lungen, das paarige Organ zur Luftatmung, besitzen in den Lungenbläschen (Alveolen) eine große Gasaustauschoberfläche (etwa 80–100 m^2), die mit dem pulmonalen Blutkapillarnetz in engstem Kontakt steht. Davon abzugrenzen ist der luftleitende Bronchialbaum (s. oben), der nach Aufteilung in die Bronchioli respiratorii über die Alveolargänge in die Alveolarsäckchen übergeht. Verzweigungsfaktor, innerer Durchmesser, Länge, Gesamtquerschnitt und Volumen der Bronchien und Bronchiolen sowie der Alveolargänge, Alveolarsäckchen und Alveolen und die annähernd errechneten Strömungsgeschwindigkeiten und Durchströmungszeiten bei einer Ventilationsgeschwindigkeit von 200 ml/s sind Tabelle 2 zu entnehmen (Davies 1949; Findeisen 1935).

Das Gebiet, dessen Alveolen von einem Bronchiolus terminalis abstammen, wird als Azinus bezeichnet; er umfaßt etwa 200 Alveolen und ist wenige Millimeter groß (s. Abb. 4). Der Raum der Alveole wird von der Alveolarwand begrenzt, die aus Alveolarzellen (Pneumozyten) und einem Bindegewebsgerüst mit Blutkapillaren besteht. Die Trennwand zweier benachbarter Alveolen wird als Alveolarseptum bezeichnet. Benachbarte Alveolen stehen durch Öffnungen in den Alveo-

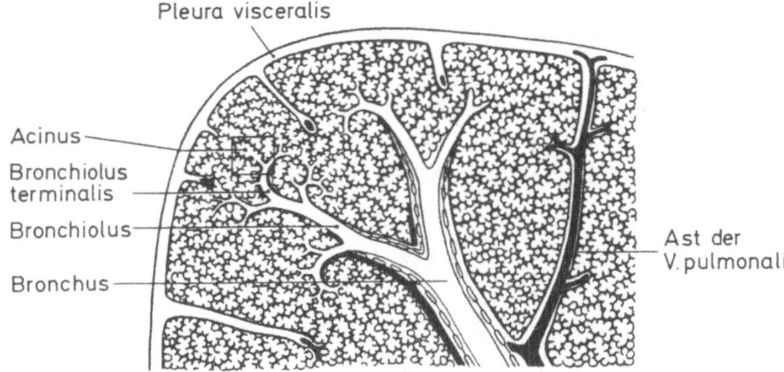

Abb. 4. Bau eines Lungenläppchens. (Mod. nach Leonhardt 1986)

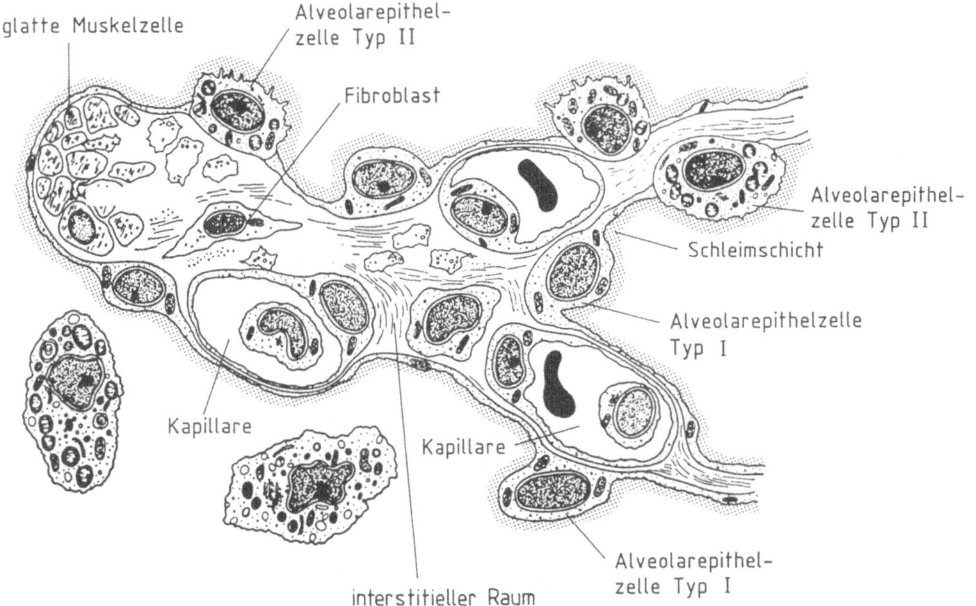

Abb. 5. Grenzschicht zwischen Alveolarluft und Blutflüssigkeit. (Mod. nach Nagaishi 1972)

larsepten, den sog. Alveolarporen, miteinander in Verbindung, die bei Exspiration schlitzförmig, bei Inspiration rund und ca. 10–20 μm weit sind (Leonhardt 1985).

Elektronenmikroskopisch lassen sich 2 verschiedene Typen von Alveolarepithelzellen (Typ I und II) unterscheiden (Heinemann u. Fishman 1969; s. Abb. 5). Die Trennschicht zwischen Alveolarluft und Blutflüssigkeit besteht aus einem wäßrigen Schleimfilm, der das lipidlösliche, von den Alveolarepithelzellen (Typ II) gebildete Surfactantprotein (Antiatelektasefaktor) enthält (Klaus et al. 1962; Mendenhall 1963), der Alveolarepithelzelle, dem interstitiellen Bindegewebe mit retikulären und elastischen Fasern sowie dem Kapillarendothel (s. Abb. 5 und 6; Macklin 1954; Weibel 1971). Alternativ ist eine Passage in Lymphgefäße möglich (Drinker et al. 1937; Schießle 1953).

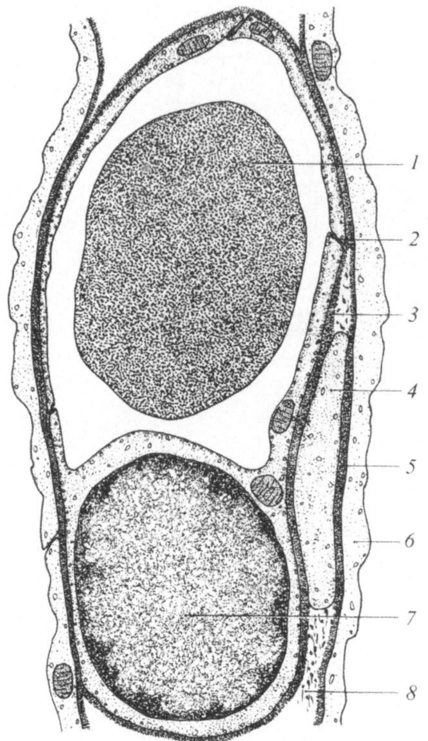

Abb. 6. Schematische Darstellung der Ultrastruktur der Alveolarwand, Vergr. 8000:1. *1* Erythrozyt; *2* Grenze zwischen 2 Endothelzellen; *3* Basalmembran der Kapillare; *4* Zytoplasma einer Bindegewebszelle; *5* Basalmembran des Epithels; *6* Alveolarepithel; *7* Endothelkern; *8* Bindegewebsfasern. (Aus Bucher 1977)

Die die Lungen umgebende viszerale Pleura dringt von der Peripherie aus mit sog. interlobären und interlobulären Septen in das Lungengewebe hinein vor. In diesen Septen verlaufen die Äste der Vv. pulmonales. Die Lungenarterie hingegen folgt mit ihren Ästen den Bronchien und Bronchiolen, die in das Zentrum der Lungenläppchen vorstoßen. Efferente Nervenfasern des N. vagus und des Truncus sympathicus ziehen im Lungenstiel zur Gefäß- und Bronchialmuskulatur der Lunge. Afferente Nervenfasern aus Dehnungsrezeptoren verlaufen in den Vagusästen.

Bei der Inspiration werden die Atmungskammerräume geweitet, wobei die elastischen Fasernetze gedehnt werden. Bei der Exspiration wird durch die Verkürzung der Elemente des gesamten elastischen Systems der gesamte Luftraum verkleinert. Die glatte Muskulatur der Trachea, der Bronchien und der Bronchioli kann zusätzlich die Weite des Lumens der luftleitenden Wege beeinflussen (Leonhardt 1985; Bucher 1977).

2 Zur pulmonalen Resorption

J. Chrubasik

Aerosole sind Phasengemische, bei denen eine sog. Gasphase Flüssigkeitströpfchen enthält. Wird ein Aerosol inhaliert, hängt es von der Partikelgröße ab, wie tief die Partikel in den Bronchialbaum gelangen (s. Abb. 7; Lovejoy et al. 1960). Die Teilchengröße hängt u. a. von der technischen Ausführung der Vernebler (z. B. Düsenweite, Druck, geometrische Daten) und der Art und der Konzentration der zu zerstäubenden Flüssigkeit ab und variiert innerhalb einer Tröpfchenpopulation erheblich (s. Abb. 8 und 9; Bryson et al. 1944; Dirnagl u. Welcker 1955; Herxheimer u. Stresemann 1961; Stalport 1945). Entsprechend dem Teilchengewicht sedimentieren grobe Aerosoltröpfchen bei der Inhalation schnell, feine langsam, so daß sich gröbere Teilchen bereits in den oberen Luftwegen ablagern, die mittleren tiefer in den Bronchialapparat gelangen und die feinsten Nebeltröpfchen die Alveolen erreichen. Partikel von der Größe um 5 µm werden vorwiegend auf der Strecke zwischen den Hauptbronchien und den Endbronchien abgelagert (Holma 1967), besonders an Gabelungen im Bronchialapparat, an denen der Luftstrom seine Richtung ändern muß (Little et al. 1965).

Doch können die aus den Untersuchungen mit inhalierten Staubaerosolen gewonnenen Informationen (Altshuler et al. 1957; Dautrebande et al. 1959; Hatch u. Gross 1964; Lippmann u. Albert 1969) nur mit Einschränkung auf die Verteilung von inhalierten, Drogen enthaltenden Kochsalzaerosolen übertragen werden

Durchmesser der Aerosoltröpfchen [µm]	Maximale Eindringtiefe
>30	Nasalraum Pharynx Larynx
20–30	Trachea
10–20	Bronchien Bronchiolen
3–5	Endbronchiolen
<3	Alveolarkanälchen Alveolen

Abb. 7. Schematische Darstellung der Bronchialverzweigung mit Eindringtiefe der Aerosoltröpfchen in Abhängigkeit von ihrem Durchmesser. (Mod. nach Aiache 1973)

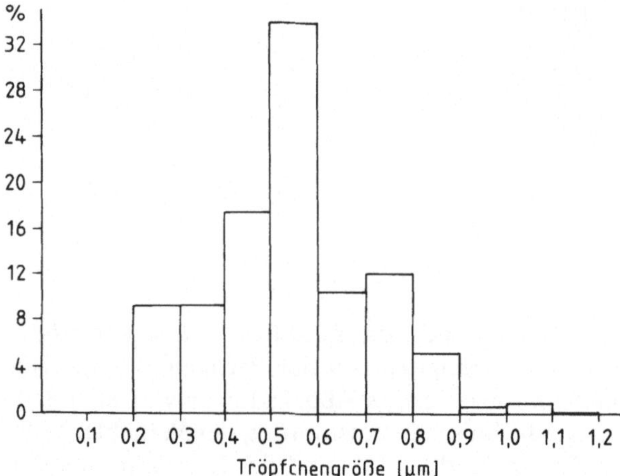

Abb. 8. Verteilung der Tröpfchen nach ihrer Größe bei Zerstäubung eines Penicillinaerosols mit einem De-Vilbiss-40-Zerstäuber. (Mod. nach Bryson et al. 1944)

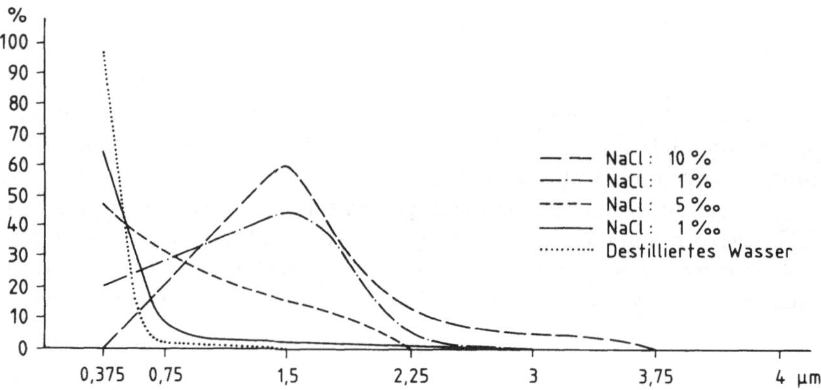

Abb. 9. Verteilung der Tröpfchengröße in Abhängigkeit von der Konzentration einer Kochsalzlösung. (Mod. nach Stalport 1945)

(Baker u. Griffiths 1968; Morrow et al. 1958). So konnte im Tierexperiment gezeigt werden, daß bei kontinuierlicher Inhalation einer Farbstofflösung je nach Dauer auch die Alveolen intensiv angefärbt wurden (Heubner 1920; Rooth 1949). Neben Alveolenbezirken mit verhältnismäßig dichtem Wandbelag fanden sich andere mit geringer oder ohne Farbstoffauflagerung (Schießle 1953). Durch die Inhalation von Farbstofflösungen wurde außerdem sichtbar, daß das Plattenepithel von Mund und Rachen ein sehr viel geringeres Resorptionsvermögen besitzt als das Flimmerepithel des Tracheobronchialbaums (Heubner 1920). Die pulmonale Resorption wurde darüber hinaus durch den „Nachweis von Borsäure und Chloriden in den Lungenrändern" (der Lungenoberfläche) von Hunden (Emmerich 1902) und mittels rapider Eisenaufnahme in das Blut (Reitz 1904) nach Inhalation entsprechender Aerosole bestätigt. Eine erste quantitative Berechnung erfolgte durch Bestimmung des Kalkzuwachses im Blut nach Applikation einer Kalziumchloridlösung per Inhalation, subkutan und endotracheal (Heubner 1920). Im Hinblick auf „die Resultante der Zu- und Abwanderung des Calciums zum und vom Blut" wurde jedoch vermutet, daß die unter der einstündigen Inhalation tatsächlich resorbierte Kalziummenge weit über der durch die Kalziumbestimmung ermittelten lag.

Während die Inhalation großer Mengen Kochsalzlösungen eine toxische Wirkung auf die Lungen hat, indem sie zu Zellschädigung, interstitiellem Ödem und Veränderungen an der Basalmembran führt (Huber u. Finlay 1965; Johnson et al. 1964), gibt es in der Literatur keinen Hinweis, daß bei Verwendung der kommerziell erhältlichen Zerstäuber und physiologischer Kochsalzlösung histologische Veränderungen auftreten oder eine Veränderung der Surfactantaktivität (s. Tabelle 3; Modell et al. 1967; Shakoor et al. 1968). Eine quantitative Untersuchung zur Toxizität liegt nicht vor.

Schleimhäute sind von einem wäßrigen, schleimhaltigen Medium bedeckt, das eine Penetration von lokal applizierten Stoffen ermöglicht. Die Resorptionscharakteristik ist für alle Schleimhäute ähnlich. So wird das Ausmaß der Resorption eines Pharmakons v. a. von der Dosis und Konzentration der Droge, der Größe der Kontaktfläche, der Kontaktzeit, der Länge und Beschaffenheit des Penetrationsweges und der Schleimhautdurchblutung bestimmt. Die enorme Oberfläche der Lunge ermöglicht daher auch bei relativ kurzen Kontaktzeiten mit

Tabelle 3. Oberflächenspannung (Minimum bei einer Oberfläche von 20 cm^3, Maximum bei einer Oberfläche von 100 cm^3), Surfactantaktivitätsindex und Lungenstabilitätsindex bei Hunden nach Inhalation von destilliertem Wasser oder zerstäubter Kochsalzlösung. (Mod. nach Modell et al. 1967)

Aerosol	Oberflächenspannung Minimum – Maximum (dynes/cm)		Surfactantaktivitäts-index (aus Schaumproben < 10 mg)	Lungen-stabilitäts-index
Destilliertes Wasser	9	51	1,40	1,13
	12	60	1,33	1,15
	9	52	1,41	1,30
	6	50	1,57	1,12
	5	49	1,63	1,11
	16	61	1,17	0,93
	10	61	1,43	0,91
	6	62	1,65	1,06
Mittelwert	9	56	1,45	1,09
Kochsalz 0,9%	6	54	1,60	1,10
	18	60	1,08	1,03
	16	57	1,12	1,06
	9	55	1,44	1,12
	5	52	1,65	1,14
	–	–	–	1,10
	6	55	1,61	–
	9	52	1,41	1,01
Mittelwert	10	55	1,42	1,08

Tabelle 4. Pulmonale Resorption bei Ratten nach endotrachealer Applikation oder nach Aerosolinhalation verschiedener Wirkstoffe. (Mod. nach Brown 1974)

Verbindung	Molekular-gewicht	Zeitspanne bis zur 50%igen Resorption der Dosis [min]	
		nach endo-trachealer Applikation	nach Aerosol-applikation
Lipidunlösliche Stoffe			
p-Aminohippursäure	194	45	15
Mannitol	182	65	28
Rohrzucker	342	87	36
Inulin	5000	225	110
Dextran	75000	1670	900
Neutrale oder weitgehend neutrale Moleküle			
Sulfamethoxypyridazin	280	< 1	
Chloramphenicol	323	1,5	
Sulfisoxazol	267	3,0	
Harnstoff	60	4,0	
Erythritol	122	33	
Ethambutol	204	38	
Saure Moleküle			
Pentobarbital	225	< 1	
Phenobarbital	232	< 1	
Isoniazid	137	< 1	
Sulfadimethoxin	310	< 1	
Salizylsäure	138	1	
Benzylpenizillin	667	36	
Sulfanilsäure	174	45	
p-Azetylaminohippursäure	236	70	
Basische Moleküle			
Phenazon	188	< 1	
Procainamid	236	3,2	
Erythromyzin	734	13	
Tetrazyklin	444	14	
Sulfaguanidin	232	44	
Tetraäthylammonium	130	65	
Procainamidethobromid	344	70	

der Droge aufgrund der schnellen Aufnahme in die Blutbahn eine beträchtliche
Resorptionsquote (Heubner 1920; Peiper 1884; Sehrwald 1896).

Intrapulmonal applizierte Stoffe werden mehr oder weniger gut resorbiert
(s. Tabelle 4; Brown 1974). Das Epithel des Respirationstraktes und die Kapillar-
wand lassen lipidlösliche Pharmaka schnell, lipidunlösliche in Abhängigkeit von
ihrem Molekulargewicht bzw. dem Diffusionskoeffizienten (wenn auch nicht
immer direkt proportional) penetrieren (Enna u. Schanker 1972a; Enna u. Schanker 1972b; Greene 1965; Schanker u. Burton 1976). Die Resorptionsquote ist eine
Funktion der retinierten Stoffmenge. Das Ausmaß der Retention wird dabei von
der angebotenen Tröpfchenzahl, dem Vernebelungsdruck, der Tröpfchengröße,
der Atemtiefe und der Atemfrequenz bestimmt (Clay et al. 1983a; Clay u. Clarke
1987; Stalport 1945). Sie liegt bei gesunden, normal atmenden Versuchspersonen

um 70–75%. Wird bei konstanter Atemfrequenz (7/min) die Atemtiefe auf 1000 ml erhöht, steigt die Retention auf 81%, bei 2000 ml Atemtiefe auf 87% und bei 2000 ml Atemtiefe und Atemanhalten sogar auf 93% (Herxheimer u. Stresemann 1961). Die Atemfrequenz ist von geringerem Einfluß als die Atemtiefe bzw. der Atemflow (Morrow 1960; Pavia et al. 1977). Um eine Inhalation des Aerosols möglichst bis in die Lungenperipherie zu erreichen, sollte daher langsam und tief durchgeatmet werden und im Moment des Übergangs der Ein- zur Ausatmung der Atem so lang wie möglich angehalten werden. Bei Patienten mit obstruktiven Atemwegserkrankungen beeinflußt das veränderte Luftstromverhalten die Ausbreitung der Aerosolpartikel i. allg. nicht (Herxheimer u. Stresemann 1961; Mitchell et al. 1987).

Das Ausmaß der pulmonalen Resorption wird auch vom Lösungsmittel eines Pharmakons (z. B. Wasser, Glyzerin, Öl) und eventuellen Zusätzen (z. B. Sympathomimetika) beeinflußt (Beakey et al. 1949; Busch u. Brinkmann 1952; Courtrice u. Phipps 1946; Heilmeyer et al. 1952; Heubner 1920; Sehrwald 1896). Epinephrin war die erste Droge, die klinisch im Jahre 1933 per Inhalation zur Therapie bei asthmatischen Beschwerden eingesetzt wurde (Graeser u. Rowe 1935; Lageder 1933). Eine wäßrige Epinephrinlösung hat sich dabei als klinisch wirksamer erwiesen als in Kochsalz gelöstes Epinephrin (Redding et al. 1967; Courtrice u. Phipps 1946). Wie sich das Anwachsen der Aerosoltröpfchen infolge Kondensation von Wasserdampf auf dem intrabronchialen Weg (Baker u. Griffith 1968) auf die pulmonale Resorption auswirkt, ist unklar.

Je nach Inhalat können in der Lunge Substanzablagerungen über Stunden (wäßrige Lösungen) bis Tage (kolloidale Lösungen) nach Inhalationsende nachgewiesen werden. Die inhalierte Substanz wird dabei je nach Aerosolart pulmonal mehr oder weniger lang deponiert, bevor sie hämatogen, lymphogen oder retrograd luminal weitertransportiert wird. Als Depotorte werden das Alveolarepithel, der dem Epithel aufsitzende Schleim und die im interstitiellen Raum befindlichen Bindegewebszellen diskutiert (Bogner u. Grubb 1959; Schießle 1953). Es gibt keinen Hinweis dafür, daß die Tracheal- bzw. Bronchialschleimhaut ebenfalls Substanzen zu retinieren vermag (Taplin et al. 1951).

Vermutlich wird nach endotrachealer Applikation sehr viel mehr Lösung pulmonal gespeichert als nach Inhalation eines Aerosols. Denn die Serumkonzentrationen steigen nach endotrachealer Applikation einer Penicillinaerosollösung sehr viel langsamer an als nach Inhalation des Aerosols, und die Penicillinserumkonzentrationen bleiben nach endotrachealer Instillation länger im therapeutischen Bereich als nach i.m.-Gabe von Penicillin (s. Tabelle 4 und Abb. 10; Brown 1974, Gaensler et al. 1949). Ein ähnlicher Depoteffekt wurde nach endotrachealer Applikation einer Epinephrin-, Atropin- oder Lidocainlösung beobachtet (Bray et al. 1987; Elam 1977).

Bei Verwendung von Flüssigkeitszerstäubern, die mit einer kontinuierlichen Sauerstoffzufuhr betrieben werden, muß berücksichtigt werden, daß der O_2-Flow und das Volumen der zu zerstäubenden, die Droge enthaltenden Flüssigkeit den Anteil der pulmonal resorbierten Substanzmenge entscheidend beeinflussen (Clay et al. 1983a). Auch muß berücksichtigt werden, daß ein Teil der kontinuierlich zerstäubten Droge an den Innenwänden des Zerstäubers haften bleibt, daß ein weiterer Teil während der Exspirationsphase nicht genutzt wird und eine gewisse

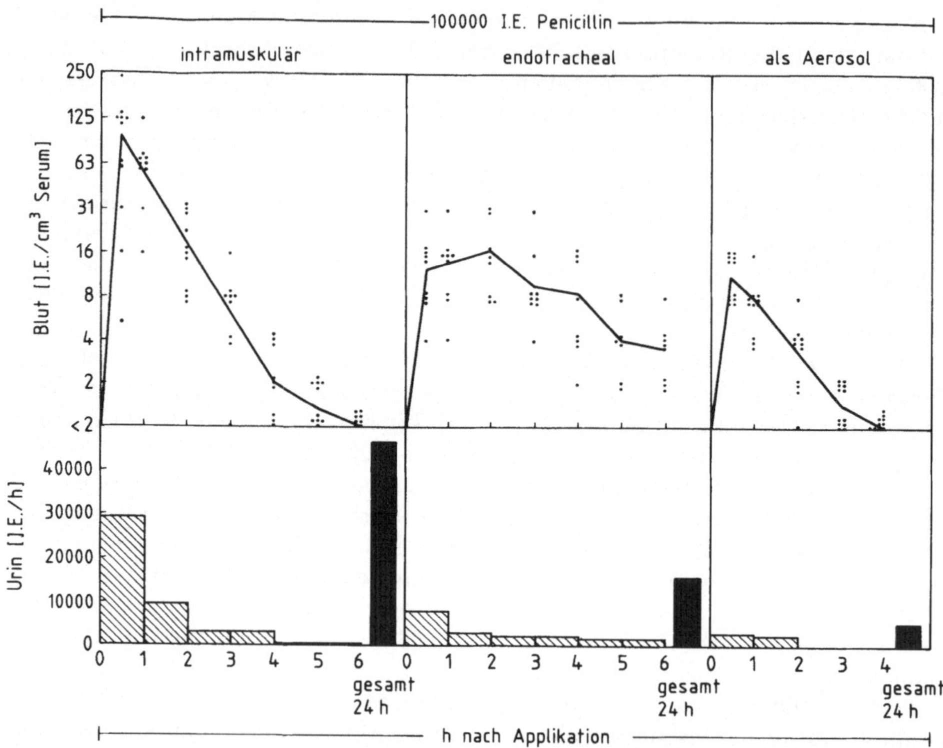

Abb. 10. Serumkonzentrationen und Urinausscheidung nach Applikation von 100000 I. E. kristallinem Penicillin G intramuskulär, endotracheal und als Aerosol. (Mod. nach Gaensler et al. 1949)

Menge beim Schluckvorgang in den Magen bzw. Darm verloren geht. Bei Verwendung einer Gesichtsmaske wird ein gewisser Prozentsatz des Aerosols über die Nasenschleimhaut resorbiert, während bei Nutzung eines Mundstücks die mit dem Speichel verschluckte Drogenmenge im Vordergrund steht (Dirnagel u. Welcker 1955; Gottschalk et al. 1978; Newman et al. 1981a). So gelangten nur etwa ⅓ einer per Inhalation verabreichten Penicillindosis bei der Aerosoldarreichung in den Körper, ⅔ der Dosis gingen verloren: etwa 10% im Apparat, etwa 8% im Otopharynx, etwa 50% via Exspiration (Gaensler et al. 1949; Mutch und Rewell 1945). Mutch errechnete den bei einer Sulfonamidaerosoltherapie resorbierten Anteil aktiver Substanz sogar nur mit etwa 7–14% (Mutch 1944).

Abgesehen von den technisch bedingten unterschiedlichen Gegebenheiten, ist selbst der unter Standardbedingungen resorbierte Anteil individuell sehr verschieden aufgrund der anatomisch unterschiedlichen Größe der luftleitenden Wege (Yu et al. 1979).

Die Inhalation von Aerosolen kann außer zum Anfeuchten der Atemluft bei entzündlichen Erkrankungen des Respirationstraktes (Palmer 1960) zur systemischen Applikation von Medikamenten genutzt werden. Durch die pulmonale Instillation von Arzneimitteln kann eine lokale Wirkung auf die Bronchialschleimhaut oder die darunterliegenden glatten Muskelfasern erzielt werden (Anderson et al. 1976; Blackhall und O'Donell 1987; Ruffin et al. 1978; Smith u. Hodson 1983; Snow et al. 1979). Darüber hinaus kann die Inhalation von Lokalanästhetikalösungen bei Operationen im Gesichts-Hals-Bereich als Alternative zur systemischen Anästhesie u. U. vorteilhaft sein (Bourke et al. 1985; Miller et al. 1949; Thawley 1987). Die Verwendung von Lidocainsprays hat sich zur Durchführung einer reizlosen Endoskopie oder trachealen Intubation bewährt (Hameroff et al. 1984; Karvonen et al. 1976; Keiber u. Jones 1949; Palva et al. 1975; Tomashefski et al. 1962; Venus et al. 1984), sollte bei Risikopatienten aber wegen möglicher kardiovaskulärer Nebenwirkungen nicht zur Anwendung kommen (Hamill et al. 1981). Wie bei jeder Lokalanästhetikagabe muß auch bei der Applikation in den Respirationstrakt beachtet werden, daß der therapeutische Serumkonzentrationsbereich nahe dem toxischen liegt (Adriani u. Campbell 1956; Derbes u. Engelhardt 1944), wenngleich bei Verwendung eines endotrachealen Sprays trotz des gelegentlichen Auftretens toxischer Serumkonzentrationen oftmals keine gravierenden Nebenwirkungen auftreten (Boster et al. 1982; Chu et al. 1975; Pelton et al. 1970; Rosenberg et al. 1980; Smith 1976).

Erst kürzlich wurde die endotracheale Antibiotikagabe oder die Inhalation von Antibiotikaaerosolen, die in den 40er Jahren dieses Jahrhunderts sehr populär waren (Applebaum 1944; Barach et al. 1949; Bryson et al. 1944; Garthwaite et al. 1947; Humphrey u. Joules 1946; Kay u. Meade 1945; Lammers u. Heidfeld 1949; May u. Floyer 1945; Norris 1943; Prigal et al. 1947a; Segal et al. 1947; Stacey 1943; Vinson 1944) als additive Maßnahme zur Behandlung schwerer, besonders durch Problemkeime ausgelöster Pneumonien (Carswell et al. 1987; Fitzgeorge et al. 1986; Hodson et al. 1981; Klastersky et al. 1972; Montgomery et al. 1987; Rommelsheim et al. 1985) wieder ins Gespräch gebracht, ebenso die Inhalation von Virostatikaaerosolen bei entsprechenden Indikationen (Editorial 1986).

Der endotracheale Einsatz von Medikamenten im Notfall wird diskutiert (Greenberg et al. 1979; Roberts et al. 1978), auch wenn anzunehmen ist, daß sich die Resorption im Schockzustand von der unter Normalbedingungen unterscheidet. Obwohl einige neuere Untersuchungen für die endotracheale Applikation von Drogen im Notfall sprechen (Greenberg et al. 1981; Marchant 1987; Roberts u. Greenberg 1979; Steedman u. Robertson 1987), haben Quinton et al. (1987) die Wirksamkeit einer endotrachealen Adrenalingabe bei Patienten mit asystolischem Herzstillstand nicht bestätigen können. Es bleibt weiteren Untersuchungen vorbehalten, zu klären, ob es sinnvoll ist, Naloxon bei morphinbedingten Atemdepressionen endotracheal zu applizieren (Greenberg et al. 1980) oder evtl. Diazepam bei akutem Tranquilizerbedarf (Barsan et al. 1982).

3 Drogenaerosole

E. Russi

3.1 Therapie mit Drogenaerosolen

Die Therapie mit inhalierten Aerosolen bezweckt eine möglichst dichte Belegung der Zielorganrezeptoren mit pharmakologisch aktiven Substanzen. Damit wird ein optimales Verhältnis zwischen erwünschten topischen Effekten und unerwünschten Nebenwirkungen angestrebt. Der Respirationstrakt ist aufgrund seiner großen Oberfläche und dem offenen Zugang zur atmosphärischen Umgebung ein ideales Organ zur topischen Behandlung. Aerosole sind gute Vehikel, um Medikamente in ausreichender Menge und ohne Veränderung ihrer physikochemischen Eigenschaften zu transportieren. Allerdings ist zu bedenken, daß die oberen Atemwege strukturell und funktionell zur Konditionierung der Atemluft und zum Schutze der vulnerablen Gasaustauschfläche angelegt sind und daher diesen Bemühungen im Wege stehen. Es ist deshalb zu berücksichtigen, daß trotz Optimierung von Verneblungsverfahren und guter Inhalationstechnik nur ein kleiner Teil der vernebelten Substanzen in den infraglottischen Raum gelangt.

3.1.1 Blande Aerosole und Detergenzien

Blande Aerosole sind Tröpfchen aus Wasser- oder Salzlösungen. Sie werden eingesetzt, um die Atemwege zu befeuchten und/oder die bei Atemwegserkrankungen gestörte mukoziliäre Clearance zu verbessern bzw. den zähen Schleim zu verdünnen und damit allenfalls besser abhustbar zu machen. Zur Anfeuchtung der Atemwege sind Aerosole ungeeignet (Shelly et al. 1988). Die in dieser Form inhalierte Flüssigkeit kann zu einer unerwünschten Flüssigkeitsüberladung der Lunge führen. Tröpfchen sind zudem potentielle Vehikel zur Übertragung von Mikroorganismen. Ferner stehen bessere Verfahren für eine adäquate Befeuchtung und Konditionierung von inhalierten Gasen zur Verfügung (Heißwasserkaskadenbefeuchter, Wärme- und Flüssigkeitsaustauscher).

Beweise, daß die Inhalation von Wasser oder einer isotonen Salzlösung eine Störung der Atemwege und der Lunge günstig beeinflußt, stehen aus (Wanner u. Rao 1980). Die Inhalation von Salzlösungen, die bezüglich ihrer Tonizität von physiologischer Kochsalzlösung abweichen, oder das Einatmen von destilliertem Wasser in Form eines feindispersen Nebels können bei hyperreaktiven Personen einen Bronchospasmus auslösen (Allegra u. Biancho 1980). Diese Beobachtung führte zur Entwicklung von standardisierten Bronchoprovokationstests (Anderson et al. 1983; Schoeffel et al. 1981). Zudem wird die Inhalation von hypertoner

Kochsalzlösung (NaCl 2%) zur Provokation einer Bronchialsekretexpektoration eingesetzt (Pavia et al. 1978). Physiologische Kochsalzlösung wird als Trägerflüssigkeit für bronchial aktive Medikamente verwendet (3–4 ml).

Bei der Behandlung von Patienten mit zystischer Fibrose wurde die Nebelzelttherapie schon vor Jahren – da unwirksam – verlassen (Chang et al. 1973).

Die Inhalation von oberflächenaktiven Substanzen (sog. Detergenzien; Palmer 1957) ist ohne erwiesenen günstigen Effekt auf Atemwegserkrankungen (Wanner u. Rao 1980). Weder 15%iges Glyzerol, noch Propylenglykol (15%), noch die früher häufig verwendete Mischung aus 0,125% Tyloxapol, 2% Natriumbikarbonat und 5% Glyzerin (Alevaire) beeinflussen nachweislich Bronchialsekret in vivo günstig. Ebenso ist die Inhalation von Alkohol als Entschäumungsmittel (Luisada et al. 1952) in der Behandlung des Lungenödems verlassen worden.

3.1.2 Mukolytika

Verbindungen, die die physikochemischen Eigenschaften von Mucus verändern, werden zur Erleichterung der Sekretmobilisation eingesetzt. Obwohl die topische Applikation von Mukolytika über ein Fiberbronchoskop die Verflüssigung von eigentlichen Schleimpfröpfchen unterstützt und damit ihr Absaugen erleichtert, ist es nach wie vor umstritten, ob durch eine inhalative oder systemische Verabreichung von Mukolytika bzw. Sekretolytika die Lungenfunktion oder die mukoziliäre Clearance von Patienten mit akuten oder chronischen Atemwegsleiden günstig beeinflußt wird (Barton 1974; Wanner u. Rao 1980).

In vitro wirksame Mukolytika enthalten beispielsweise reaktive SH-Gruppen wie z. B. Acetylcystein, das sowohl mukoiden wie purulenten Schleim verflüssigt. Diese Wirkung kommt durch eine Sprengung von Disulfidbrücken in Mukoproteinen und Mukopolysacchariden zustande. Acetylcystein ist zwar nicht allergen, kann aber bei topischer Verabreichung durch direkte Irritation einen Bronchospasmus auslösen. Dies läßt sich durch Vorbehandlung oder Zumischung eines β-Adrenergikums verhindern.

Obwohl N-Acetylcystein in vitro eine Verminderung der Sputumviskosität bewirkt, läßt sich eine Beeinflussung der Lungenfunktion oder eine Verbesserung der mukoziliären Clearance nicht sicher nachweisen.

Purulentes Sputum wird durch Zusatz von Deoxyribonuclease verflüssigt. Diese Wirkung kommt durch eine Spaltung von Deoxyribonucleoprotein und DNA zustande. Da DNA in Eiterzelldetritus vorkommt, entfaltet Deoxyribonuclease seine Wirkung nur in purulentem Sekret (Liebermann u. Kurnick 1962). Wegen lokalen und systemischen Nebenwirkungen werden Enzyme heute nicht mehr als Mukolytika eingesetzt (Raskin 1968).

3.1.3 Bronchodilatatoren

Der Tonus der glatten Atemwegsmuskulatur läßt sich pharmakologisch auf verschiedenen Ebenen beeinflussen: Stimulation der bronchodilatierenden β-Rezeptoren, Blockierung von bronchokonstringierenden, muskarinergen Rezeptoren sowie Beeinflussung der intrazellulären Kalziumionenkonzentration.

β-Adrenergika

Die heute gebräuchlichen β-Adrenergika Salbutamol (Albuterol), Terbutalin und Fenoterol zeichnen sich durch eine hohe β_2-Selektivität und eine relativ lange Wirkungsdauer aus. Sie sind die Sympathomimetika der Wahl zur Behandlung bronchialobstruktiver Erkrankungen und unterscheiden sich bei adäquater Dosierung bezüglich Wirkungs- und Nebenwirkungsprofil nur unwesentlich. Beta-adrenerge Substanzen relaxieren die glatten Muskeln der Bronchien, steigern die Zilienschlagfrequenz des respiratorischen Flimmerepithels (Ohashi et al. 1983) und fördern den Ionen- und Wassertransport ins Bronchiallumen (Davis et al. 1979). Dadurch kommt es zu einer meßbaren Verbesserung der mukoziliären Clearance (Konietzko et al. 1975). Ferner wurde nachgewiesen, daß β-Mimetika die Freisetzung von Mediatoren wie Histamin aus Mastzellen zu blockieren vermögen (Lichtenstein u. Margolis 1968). Die klinische Bedeutung dieser beiden letztgenannten Effekte bleibt jedoch vorläufig offen.

Der Effekt der Bronchodilatation setzt schon wenige Minuten nach Inhalation ein, erreicht ein Maximum nach 15–30 min und schwindet nach 4–7 h.

Als systemische Nebenwirkungen, die auch bei inhalativer Verabreichung auftreten können, sind der Muskeltremor und bei hohen Dosen die durch periphere Vasodilatation hervorgerufene Reflextachykardie zu erwähnen. Eine klinisch relevante Toleranzentwicklung auf β-Adrenergika scheint sich bezüglich Bronchodilatation nicht zu entwickeln (Larsson et al. 1977).

Anticholinergika

Die bronchodilatierende Wirkung von inhalierten Anticholinergika ist seit dem Altertum bekannt (Asthmazigaretten). Bevor adrenerge Pharmaka als Mittel der Wahl zur Behandlung des Asthma bronchiale zum Einsatz gelangten, wurde die Inhalation von vernebeltem Atropin empfohlen. Niedrige Dosen von Atropin bewirken keine relevante Bronchodilatation; wirksame höhere Dosen sind von unangenehmen Nebenwirkungen wie Mundtrockenheit, Akkomodationsstörungen und Harnretention begleitet. Damit wurde der inhalative Einsatz von Atropin obsolet.

Mit zunehmenden Kenntnissen über die Bedeutung des parasympathischen Nervensystems in der Pathophysiologie des Bronchospasmus ist es zu einer Renaissance im Gebrauch von anticholinergen Substanzen gekommen.

Ipratropiumbromid ist ein quarternäres Isopropylderivat von Atropin. Die ausgesprochen schlechte Lipidlöslichkeit dieser Substanz verhindert eine relevante Resorption, womit über den Inhalationsweg eine gute topische Wirkung ohne systemische Nebenwirkungen zustande kommt. Nach Inhalation von Ipratropiumbromid beginnt die Bronchodilatation etwas später (80% Wirkung nach 30 min) als nach β-Mimetika (Loddenkemper 1975); die Wirkungsdauer beträgt etwa 6 h.

Das Ausmaß der erreichten Bronchodilatation ist bei adäquater Dosierung derjenigen, die durch Sympathikomimetika bewirkt wird, vergleichbar (Jenkins et al. 1981; Petrie u. Palmer 1975; Poppius u. Salarine 1973). Ipratropiumbromid ist auch ein wirksamer Bronchodilatator bei Patienten mit chronischer Bronchitis, die eine gewisse Reversibilität der Bronchialobstruktion aufweisen (Barber et al. 1977).

Aufgrund der verschiedenen pharmakologischen Angriffspunkte von β-adrenergen Agonisten und Anticholinergika wurden synergistische oder additive Effekte der inhalierten Kombination beider Substanzen postuliert. Der Einsatz eines Bronchodilatators allein ist in den meisten Fällen ausreichend (Easton et al. 1986). Der klinische Nutzen einer Kombination ist in einzelnen Fällen von Vorteil.

Kalziumantagonisten

Verschiedene pathophysiologische Prozesse, die dem Bronchialasthma und der Atemwegshyperreaktivität zugrunde liegen, sind abhängig von Kalziumionen. Es war deshalb naheliegend, die Wirkung von verschiedenen, seit Jahren mit Erfolg bei kardiovaskulären Erkrankungen (arterielle Hypertonie, Linksherzinsuffizienz) eingesetzten Kalziumantagonisten bei obstruktiven Lungenerkrankungen zu prüfen.

Durch Vorbehandlung mit Verapamil kann im Tierversuch eine antigeninduzierte Bronchokonstriktion weitgehend blockiert werden (Russi et al. 1983). Bei Patienten mit hyperreaktiven Atemwegen wird die durch Anstrengung verursachte („exercise-induced") Bronchokonstriktion verhindert oder deutlich abgeschwächt (Barnes et al. 1981; Cerrina et al. 1981). Die Inhalation von Verapamil vermag sowohl eine anstrengungs- (Patel u. Kerr 1981) wie antigen-induzierte Bronchokonstriktion (Ahmed et al. 1985) zu verhindern. Kalziumantagonisten beeinflussen eine vorbestehende Bronchokonstriktion in unterschiedlichem, meist aber bescheidenem Ausmaß (Lever et al. 1984; Patakas et al. 1983).

Insgesamt ist die antiobstruktive Wirkung der z.Z. auf dem Markt erhältlichen Kalziumantagonisten im Vergleich zu anderen Bronchodilatatoren, insbesondere den β-Adrenergika, enttäuschend. Eine klinische Anwendung dieser Substanzen steht deshalb z.Z. nicht zur Debatte (Russi u. Ahmed 1984).

Andere Substanzen

Xanthine

Neben diversen anderen Effekten haben diese Stoffe eine gute bronchodilatierende Wirkung. Xanthine werden mit Erfolg i.v. (Aminophyllin) oder p.o. meist als Retardpräparat (Theophyllin) eingesetzt. Es wurden auch günstige Resultate bei der inhalativen Applikation mit dieser Stoffgruppe beobachtet (Prigal et al. 1947b; Stewart u. Block 1976). Da aber Medikamente mit bedeutend besserer Wirkung (β-Mimetika) zur Verfügung stehen, werden Xanthine im klinischen Gebrauch nicht als Aerosole verabreicht.

α-Rezeptorenblocker

Es wird spekuliert, daß der menschliche Tracheobronchialbaum α-Rezeptoren aufweist und ihre Stimulation eine Bronchokonstriktion hervorruft. Es war daher naheliegend, die Inhalation von α-Blockern zur Erzeugung einer Bronchodilatation einzusetzen (Phentolamin, Phenoxybenzamin, Tolazolin, Moxisylat etc.). Diese Substanzen weisen zwar eine gewisse bronchospasmolytische Wirkung auf, sind aber den β-Stimulatoren weit unterlegen (Patel u. Kerr 1981).

3.1.4 Dinatriumchromoglykat

Die Hauptwirkung von Chromoglykat kommt wahrscheinlich durch eine Stabilisierung der Zellmembran von Mastzellen zustande. Dadurch wird das Freiwerden von Histamin und anderen Mediatoren (Lipoxygenaseprodukte der Arachidonsäurekaskade) nach Exposition von sensibilisierten Mastzellen gegenüber spezifischen Antigenen unmöglich gemacht (Altounyan 1967; Pepys et al. 1968). Zudem wird auch eine Histaminfreisetzung durch nichtimmunologische Stimulation aus Mastzellen verhindert. Die Wirkung von Chromoglykat ist recht unterschiedlich. Sie stellt sich erst nach einigen Tagen bis Wochen ein und ist v. a. eine prophylaktische. Chromoglykat ist kein Bronchodilatator! Das Haupteinsatzgebiet dieses Medikaments ist v. a. das Extrinsic Asthma bei jüngeren Patienten (Irani et al. 1972). Daneben kann durch Chromoglykatvorbehandlung eine „exercise-induced" oder eine durch Hyperventilation provozierte Bronchokonstriktion blockiert werden (Davis 1968). Da Chromoglykat praktisch nicht aus dem Gastrointestinaltrakt resorbiert wird, kommt nur die inhalative Verabreichung in Betracht. Neben dem Trockenpulver, das über den Spinhaler vernebelt wird, steht eine Inhalationslösung sowie ein Dosieraerosol zur Verfügung. Die Inhalationslösung kann als Trägersubstanz zur Beimischung von β-Mimetika dienen.

3.1.5 Steroide

Steroide werden schon seit vielen Jahren mit gutem Erfolg zur Behandlung bronchialer Erkrankungen mit entzündlich-obstruktiver Komponente (Asthma bronchiale, gewisse Patienten mit chronisch obstruktiven Lungenerkrankungen) eingesetzt. Die wichtigsten postulierten Wirkmechanismen bestehen aus einer Beeinflussung entzündlicher Bronchialschleimhautveränderungen (bronchiale Spätreaktion bei Asthma bronchiale), einer Potenzierung der β-adrenergen Agonisten und einer Hemmung der Freisetzung von Mediatoren. Die Nebenwirkungen von peroral oder parenteral, also systemisch verabreichten Steroiden sind hinlänglich bekannt.

Die Entwicklung von hochpotenten, topisch wirksamen Steroiden, die in den gebräuchlichen Dosierungen keine relevanten systemischen Nebenwirkungen hervorrufen, stellt im Verlauf der letzten Jahre den wichtigsten Fortschritt in der Pharmakotherapie von bronchialobstruktiven Erkrankungen dar (Brown et al. 1972). Eine inhalative Applikation von Steroiden wurde bereits in den 50er Jahren dieses Jahrhunderts versucht (Brockbank u. Pengelly 1958; Helm u. Heyworth 1958; Herxheimer et al. 1958). Die üblichen oral oder parenteral verabreichbaren Substanzen zeigten entweder in niedrigen Dosen keine Wirkung oder waren in höheren Dosen wegen Resorption mit systemischen Nebenwirkungen behaftet.

Beclomethasondipropionat und Budesonid sind die wirksamsten topischen Steroide. Beide Substanzen sind in Form von Mikrokristallen als Suspensionsdosieraerosole oder als Trockenpulververnebler auf dem Markt. In Dosieraerosolform ist auf eine möglichst korrekte Inhalationstechnik zu achten, um die Verluste dieser teuren Substanzen möglichst klein zu halten. Die oropharyngeale Deposition kann zu unangenehmen Nebenwirkungen in Form von Rachenbrennen (Soor) und Heiserkeit (Myopathie des Stimmbandapparates) führen. Wir empfehlen deshalb generell, topische Steroide nur über eine Vorschaltkammer (Spacer) anzuwenden und anschließend durch Gurgeln und Nahrungsaufnahme den Rachen von Steroidresten zu reinigen. Bisher konnten Steroide mit gutem topisch-systemischem Wirkverhältnis nicht in genügend hoher Konzentration in Lösung gebracht werden. Damit war eine Naßverneblung dieser Substanzgruppe bei Erwachsenen ohne sicheren Effekt. Zur Zeit befindet sich Budesonid in hochkonzentrierter löslicher Form in klinischer Erprobung.

3.1.6 Antimikrobielle Substanzen

Die Idee, antimikrobiell wirksame Substanzen (Antibiotika, Fungistatika, Virostatika) über die Atemwege an den Ort der Entzündung heranzuführen, ist nicht neu (Applebaum 1944; Barach et al. 1944). Es hat sich aber gezeigt, daß fast sämtliche dieser Substanzen besser über den vaskulären als den inhalativen Darreichungsweg wirksam sind. Dies mag v. a. damit zusammenhängen, daß bei pneumonischen Entzündungen wegen mangelnder Ventilation der betroffenen Lungenabschnitte inhalativ keine oder nur minimale Drogenmengen an den entscheidenden Ort gelangen. In den letzten Jahren haben sich nur 2 Anwendungsgebiete für den Einsatz von antimikrobiellen Drogen über den Aerosolweg etabliert.

Es wurde gezeigt – und unsere eigenen Erfahrungen bestätigen dies –, daß Pentamidine (Isethionat) als Aerosol eine der parenteralen bzw. i. v.-Applikation vergleichbar gute Wirkung bei der Behandlung von Pneumocystis-carinii-Pneumonien aufweist (Montgomery et al. 1987). Die Dosierung beträgt 4 mg/kg KG als einmalige Inhalation täglich über 3 Wochen. Die Inhalation der Droge ist mit keinen nennenswerten Nebenwirkungen verbunden. Der irritative Effekt auf die Schleimhäute macht gewisse Vorsichtsmaßnahmen notwendig (Inhalation nur mit Mundstück, bei geschlossenen Augen, gründliches Mundspülen nach der Behandlung). Es gibt Hinweise, daß die Inhalation von Aminoglykosiden, gelegentlich auch von anderen Antibiotika, die Exazerbationshäufigkeit bronchopulmonaler Infekte bei Patienten mit zystischer Fibrose herabsetzt (Newman et al. 1985; Wall et al. 1983).

3.1.7 Lokalanästhetika

Die Fiberbronchoskopie ist eine für den Patienten wenig belastende, unter leichter Sedation und Schleimhautanästhesie auf ambulanter Basis durchführbare Untersuchung. Lokalanästhetika werden nach intrapulmonaler Applikation rasch und ausgiebig resorbiert. Daher können toxische Blutkonzentrationen erreicht werden und Nebenwirkungen auftreten.

Mit vernebelten Mengen zwischen 400 und 700 mg Lidocain werden Blutkonzentrationsspitzen zwischen 0,59 µg/ml und 1,27 µg/ml erreicht, Werte, die unterhalb des toxischen Bereichs liegen (Renz et al. 1982). Auch sind diese Serumkonzentrationen etwa 4- bis 10mal niedriger im Vergleich zu intraluminaler Versprühung vergleichbarer Lidocainmengen. Dieser Unterschied bestätigt, daß nur ein kleiner Anteil des vernebelten Lokalanästhetikums die Schleimhaut der unteren Atemwege und die Alveolen erreicht. Wir haben in über 10jähriger Anwendung keinen dieser Anästhesieform anzulastenden Zwischenfall beobachtet, eine Erfahrung, die auch von anderen Gruppen (Perruchoud et al. 1982) bestätigt wird.

3.2 Erzeugung von Aerosolen und praktische Aspekte der Aerosolbehandlung

Zur Erzeugung von therapeutischen Aerosolen werden Düsen-, Ultraschall-, Treibgas- sowie Trockenpartikelvernebler eingesetzt.

3.2.1 Düsen- und Ultraschallvernebler

Düsenvernebler (z.B. Pari-Boy, Pari-Privat, NovAir) basieren auf dem Bernoulli-Prinzip. Rasches Durchströmen von Gas durch eine Düse erzeugt einen Unterdruck, der über ein Steigrohr Verneblergut aus einem Reservoir ansaugt und dieses zerstäubt (s. Abb. 11). Die Gas- bzw. Luftzufuhr kann über einen elektrisch betriebenen Kompressor oder im Krankenhaus auch über einen Druckluftwandanschluß erfolgen. Der erzeugte Druckluftfluß ist u.a. für die Tröpfchengröße und die Verneblungszeit eines bestimmten Volumens ausschlaggebend (Clay et al. 1983a; Clay et al. 1983b; Heuer u. Leschonski 1985). Wird ein Verneblerkopf (z.B. DeVilbiss) im Krankenhaus aus einem Wandanschluß gespiesen, soll der Fluß etwa 8 l Luft/min und nicht wenige Liter Sauerstoff (wie für die O_2-Therapie üblich) betragen.

Bei Ultraschallverneblern (z.B. Pulmo-Sonic, DeVilbiss) erzeugt die Vibration eines piezoelektrischen Kristalles über eine Koppelflüssigkeit in einem das Medikament enthaltenden Becher eine Aerosolfontäne (s. Abb. 12). Dieses Verneblungsprinzip ermöglichte die Konstruktion handlicher, gut transportabler und geräuscharmer Apparate. Die meisten Ultraschallvernebler sind allerdings teurer als

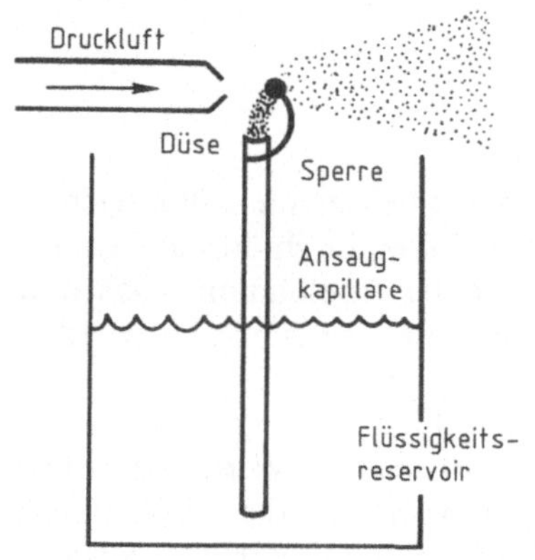

Abb. 11. Druckluftvernebler

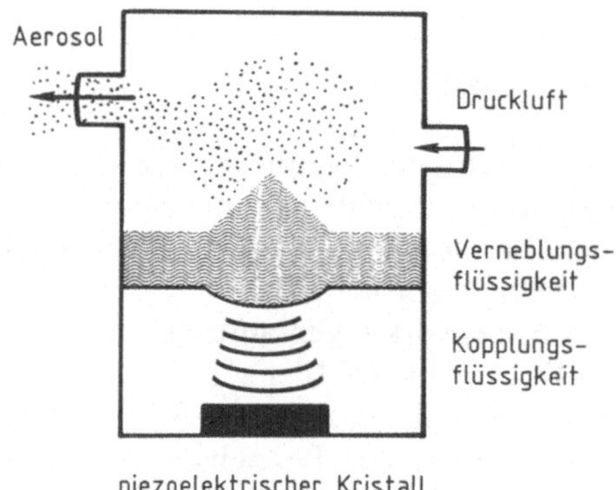

Abb. 12. Ultraschallvernebler

Druckluftgeräte und diesen im klinischen Einsatz nicht überlegen (Rochat et al. 1983). Bei der Auswahl und dem Kauf eines Gerätes sollen unbedingt die vom Hersteller zu deklarierenden technischen Daten beachtet werden. Neben einem für die bronchiale Deposition (nicht Nasen-Rachen-Dusche für Affektionen im Bereich der oberen luftleitenden Wege) geeigneten Teilchenspektrum sind der Preis und die Bedienungsfreundlichkeit (Reinigung!) für die Wahl des Verneblers ausschlaggebend.

Erfolgt die Inhalation nicht über ein Mundstück, sondern mittels einer Maske, ist der Patient anzuweisen, nicht ausschließlich über die Nase zu inhalieren (Gottschalk et al. 1978).

Der Betrieb des Verneblers über ein IPPB-Gerät („intermittent positive pressure breathing" Typ Bird) ist bezüglich Aerosoldeposition einer konventionellen Aerosoltherapie nicht überlegen (Noehren et al. 1978).

Druckluftverneblerköpfe sowie Ultraschallvernebler, die in den Inspirationsschenkel eines Respirators zwischengeschaltet werden, eignen sich auch für die Aerosoltherapie beatmeter Patienten (Kim et al. 1984).

Eine praktische Menge Verneblergut wird gegen oben durch eine noch akzeptable Verneblungszeit (möglichst nicht länger als 10–15 min) und nach unten durch das Totraumvolumen limitiert. Darunter wird jene Flüssigkeitsmenge verstanden, die nach Sistieren der Aerosolisierung im Verneblerkopf zurückbleibt. Dieses Volumen beträgt i. allg. um 0,5 ml. Das Füllungsvolumen sollte 3–4 ml betragen. Als Trägerlösung bietet sich die preiswerte physiologische Kochsalzlösung an, bei entsprechender Indikation flüssige Natriumchromoglycinsäure. Destilliertes Wasser sollte nie als Aerosol ohne Zusatz einer bronchodilatierenden Substanz inhaliert werden (nicht zu verwechseln mit dem Anfeuchten der Atemluft durch Wasser in Dampfform). Ultraschallvernebeltes destilliertes Wasser kann bei Asthmatikern (hyperreaktiv!) einen Bronchospasmus auslösen (Allegra u. Bianco 1980). Eine Inhalationstherapie mit sog. blanden Aerosolen (Wasser und Salzlösungen verschiedener Osmolarität) hat bei Bronchialerkrankungen keinen nachgewiesenen therapeutischen Effekt (Wanner u. Rao 1980; Gibson 1974).

Eine dokumentiert wirksame inhalative Behandlung mit topischen Kortikosteroiden ist z. Z. nur in Dosieraerosolform (Beclomethasondipropionat, Budesonid) oder mittels Trockenvernebler möglich. Die Naßverneblung von hochdosierten Steroiden (Budesonid) ist in Erprobung. Topische Steroide sollen grundsätzlich erst nach vorausgehender Inhalation eines bronchodilatierenden Medikamentes verabreicht werden.

Die Aerosoltherapie über einen Vernebler eignet sich v. a. für Patienten, bei denen eine Behandlung mittels Dosieraerosol kaum praktikabel ist. Dies ist der Fall bei Kleinkindern, schweren chronisch obstruktiven, z. T. invalidisierten Bronchitikern, im Status asthmaticus und bei Patienten, bei denen auch eine korrekt instruierte Dosieraerosolbehandlung nicht zum gewünschten Erfolg führt (McGivern et al. 1984). Es ist jedoch zu bedenken, daß selbst mit diesen Verneblungsverfahren kaum mehr als vielleicht 10% der aerosolisierten Substanz die infraglottischen Atemwege erreicht (Newman et al. 1981 b).

3.2.2 Dosieraerosole

Sämtliche auf dem Markt erhältlichen Dosieraerosole (meist Suspensionsaerosole) sind ähnlich aufgebaut. Das Medikament (in Suspensionsaerosolen in mikrokristalliner Form) befindet sich zusammen mit einer oberflächenaktiven Substanz und einem verflüssigten Treibgasgemisch in einem handlichen Kanister, der hohe Drücke aushält (s. Abb. 13). Als Treibgas gelangen fluorierte und chlorierte Kohlenwasserstoffe (Freone) zur Anwendung. Die bei üblichem Gebrauch freiwerdenden Treibgasmengen sind humantoxikologisch unbedenklich (jedoch Ozonschichtproblematik!).

Schütteln des Aerosolkanisters ist zur guten Durchmischung des Substanzgemisches (Suspension!) vor jedem Gebrauch unerläßlich. Damit sich die Dosierkammer mit Verneblergut füllt, muß das Dosieraerosol zur Aktivierung mit dem Sprühknopf nach unten gehalten werden.

Bei korrekter Anwendung ist der durch Dosieraerosole erreichbare klinische Effekt (Bronchodilatation) anderen apparativ aufwendigeren Verneblungsverfahren ebenbürtig. Der infraglottisch deponierte Anteil beträgt auch hier nicht wesentlich mehr als 10% der vernebelten Menge (Newman et al. 1981 b). Dosieraerosole stehen bei einem großen Teil von Bronchialkranken im Zentrum einer Inhalationsbehandlung. Bis 50% der Patienten handhaben ihr Dosieraerosol jedoch falsch (Epstein et al. 1979)! Die Anleitung zu einer korrekten Inhalationstechnik spielt bei dieser Applikationsform eine entscheidende Rolle (Russi 1983). Instruktionen für eine wirkungsvolle Handhabung von Dosieraerosolen sind folgende:
- Schütteln des Aerosolkanisters,
- Halten des Kanisters mit Sprühkopf nach unten und Fixierung der Öffnung mit den Lippen, ohne luftdicht abzuschließen.
- Ruhiges Ausatmen bis zur Atemmittellage,
- Aktivierung des Ventils während gleichzeitig langsamem, vollem Einatmen (bis zum Erreichen der Totalkapazität).
- Atem anhalten bis möglichst 10 s.

3.2.3 Trockenvernebler

In den letzten Jahren wurden Pulververnebler, wie sie seit längerer Zeit zur Aerosolisierung von Natriumchromoglykat zur Anwendung gelangen, in abgeänderter Form (Rotahaler) zur Applikation von β-Sympathomimetika und Kortikosteroiden eingeführt (s. Abb. 14). Erst durch den vom Patienten erzeugten Inspirationsfluß wird das Verneblergut aerosolisiert. Damit entfällt das Problem der koordinierten Aktivierung zu Beginn der Inspiration. Die infraglottische Deposition beträgt rund 5% der verstäubten Substanz (Duncan et al. 1977). Deshalb enthalten die Kapseln der gängigen Präparate die doppelte bis 4fache Menge Aktivsubstanz, die bei 2 Hüben des entsprechenden Produktes in Dosieraerosolform frei wird. Eine interessante technische Weiterentwicklung stellt der handliche Turbuhaler dar (s. Abb. 15). Das Einlegen der Medikamentenkapsel entfällt; durch eine Drehbewegung wird das pulverisierte Medikament genau dosiert zur Inhalation freigegeben (Wetterlin 1987). Eine automatisierte Dosierung ist auch mit dem Diskhaler möglich.

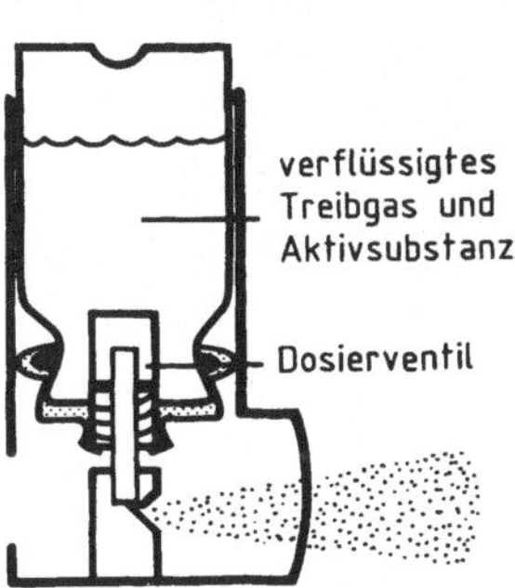
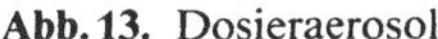

Abb. 13. Dosieraerosol

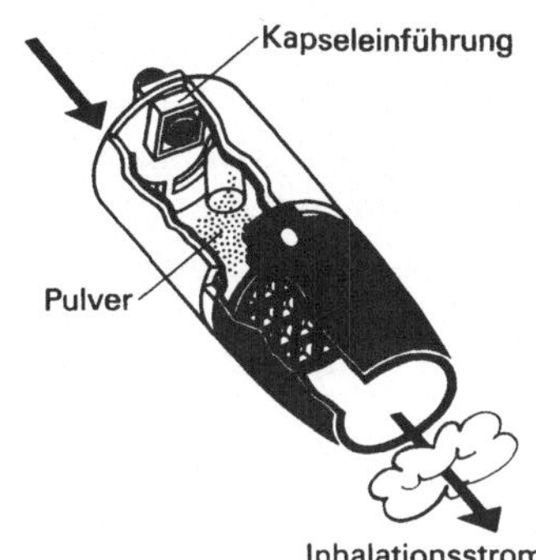

Abb. 14. Rotahaler-Pulververnebler

3.2.4 Inhalierhilfen

Die Mündungsgeschwindigkeit der Aerosoltröpfchen am Sprühkopf von Dosieraerosolen beträgt rund 100 km/h. Die Teilchen, die aus einem Gemisch von flüssi-
gem Treibgas, Surfactant (z. B. Sorbitantrioleat) und Aktivsubstanz bestehen, werden durch den Luftwiderstand in ihrer Geschwindigkeit rasch abgebremst, und
durch Verdampfen flüchtiger Anteile sowie Aufbrechen der Tröpfchen nimmt ihr
Durchmesser ab. Durch eine Vergrößerung der Distanz zwischen Sprühkopf und
Rachenhinterwand gelingt es daher, die pharyngeale Deposition versprayter Substanzen herabzusetzen. Dies kann durch das Zwischenschalten eines Rohres zwischen Dosieraerosol und Mund erreicht werden (Moren 1978). Durch die Anwendung eines birnenförmigen Apparates, einem sog. Spacer, der ein gewisses
Aerosolvolumen aufzunehmen vermag, entfällt das Problem der Koordination
zwischen Aktivierung und Inhalation (s. Abb. 16). Der Patient kann ein kleinparti-

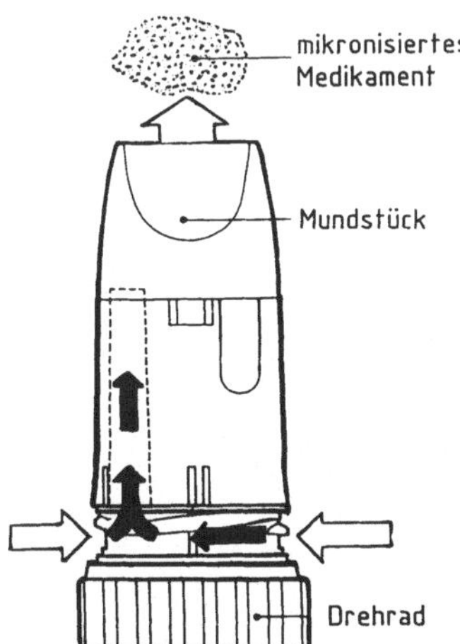

Abb. 15. Turbohaler-Pulververnebler

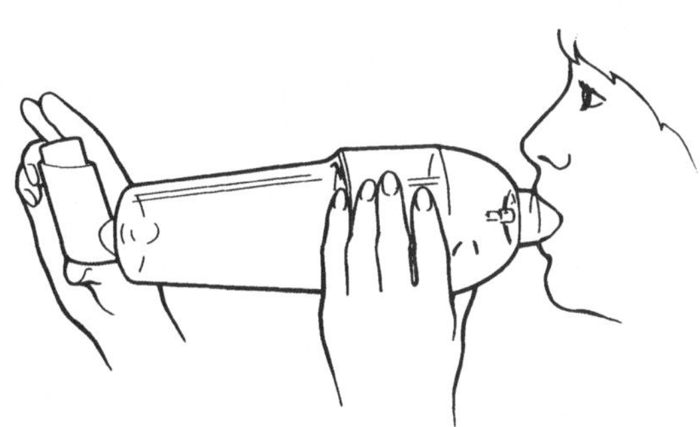

Abb. 16. Spacerinhalierhilfe

kuläres, über kurze Zeit stabiles Aerosol in mehreren Atemzügen aus dieser Kammer inhalieren (Morris et al. 1984). Damit sind auch Kinder in der Lage, ein Dosieraerosol wirkungsvoll zu benutzen (Freelander et al. 1984). Zudem vermag dieses Hilfsmittel in gewissen Situationen ein weniger mobiles Verneblergerät zu ersetzen. Ferner kann durch Benutzung dieser Vorschaltkammer die Häufigkeit und das Ausmaß von pharyngolaryngealen Nebenwirkungen (Candidiasis, Heiserkeit) beim Einsatz topischer Steroide herabgesetzt werden.

4 Postoperative Schmerzbehandlung mit einem Morphinaerosol

4.1 Behandlung nach kardiochirurgischen Operationen

J. Chrubasik, E. Geller, G. Friedrich, C. Rülander, J. Schulte-Mönting, H. D. Schulte, K. Falke

Ziel der Untersuchung

Es ist allgemein üblich, Patienten während der postoperativen Intensivobservation Opiate gegen Schmerzen zu verabreichen (Editorial 1984). Nachdem in einem Vorversuch festgestellt worden war, daß thorakale Schmerzen nach kardiochirurgischen Eingriffen mit einem kontinuierlich zugeführten Morphinaerosol wirksam gelindert werden konnten (Chrubasik et al. 1987a), war es Ziel dieser Untersuchung, bei Patienten nach kardiochirurgischen Operationen die analgetische Wirksamkeit einer Morphinaerosoltherapie mit der einer intravenösen Morphininfusionsbehandlung zu vergleichen.

Methodik

In die Untersuchung wurden 30 Patienten aufgenommen, die sich einer offenen Herzoperation zwecks aortokoronarer Revaskularisation, Herzklappenersatz oder transaortaler subvalvulärer Myektomie bei hypertropher, obstruktiver Kardiomyopathie unterziehen mußten. Im Rahmen der üblichen Aufklärung vor der Operation wurde ihr Einverständnis zur Narkoseform bzw. zu den geplanten Methoden der postoperativen Schmerzbehandlung eingeholt. Die Operationen und klinischen Daten der Patienten sind in Tabelle 5 zusammengefaßt. Die Herzoperationen wurden nicht in der bekannten „High-dose"-Fentanylanästhesie (Bovill et al. 1984) durchgeführt, sondern nach einem in Düsseldorf seit 1977 durchgeführten Verfahren (Schneider et al. 1981). Die Patienten erhielten zur Prämedikation 1,5 h vor Beginn der Anästhesie 10 mg Diazepam, 2,5 mg Droperidol, 50 mg Pethidin und 25 mg Promethazin i. m., so daß sie auf dem Operationstisch bereits schliefen. Zur Einleitung wurde ein Bolus von 0,35 mg Fentanyl sowie 8 mg Pancuronium i. v. appliziert. Die Aufrechterhaltung der Anästhesie erfolgte mit Lachgas, Sauerstoff, Ethrane und intermittierenden Gaben von Pancuronium. Diese Methode ermöglicht in der Regel unter Einhaltung der entsprechenden Kriterien (Finlayson 1979) eine Extubation unmittelbar nach dem Ende der Operation. Auf der Intensivstation erhielten alle Patienten Sauerstoff über eine Einmalplastikmaske. Blutdruck, Herz- und Atemfrequenz wurden kontinuierlich aufgezeichnet. Bei einem Anstieg der Parameter von mehr als 30% und/oder bei vom Patienten durch ver-

Tabelle 5. Operationen und klinische Daten der Patienten (*p<
0,05)

Operation	Gruppe IH	Gruppe IV
aortokoronarer Bypass	7	10
Herzklappenersatz	6	3
partielle Septumresektion	2	2
Klinische Daten		
Alter [Jahre]	61 ± 9	*51 ± 9
Gewicht [kg]	73 ± 13	74 ± 13
Größe [cm]	170 ± 9	171 ± 9
Geschlecht (m.:w.)	10 : 5	10 : 5

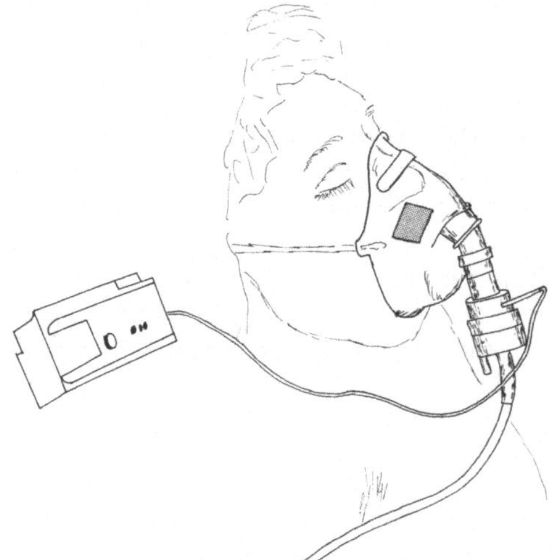

Abb. 17. Lokalisation des Zerstäubers innerhalb der Sauerstoffzufuhr

bale Äußerung oder Gesichtsausdruck zum Ausdruck gebrachtem Vorhandensein
von Schmerzen wurde folgende Behandlung eingeleitet: Nach einem Randomisierungsplan erhielt Gruppe IH zur Schmerzbehandlung eine der Schmerzsituation
angepaßte Morphin-HCl-Infusion (Basalrate 0,75 mg/h; On-demand-Bolus bei
Schmerzzeichen 0,3 mg) im Anschluß an einen Initialbolus von 0,75 mg Morphin-
HCl in das Zerstäuberreservoir des „Cirrus Nebulizer" innerhalb der O_2-Zufuhr
(5 l/min; Partikelgröße bei diesem Flow 5 μm; s. Abb. 17), Gruppe IV eine der
Schmerzsituation angepaßte intravenöse Morphin-HCl-Infusion (Basalrate
1,5 mg/h; On-demand-Bolus bei Schmerzzeichen 0,6 mg) im Anschluß an einen
Initialbolus von 1,5 mg Morphin-HCl. Wie eine Screeninguntersuchung ergeben
hatte, war das Anbieten der doppelten Morphindosis in Gruppe IV zur Aufrechterhaltung einer guten Analgesie erforderlich. Als Behandlungsdauer wurden 12 h
vorgegeben, um den normalen Rhythmus der Verlegung von der Intensivstation
auf andere Stationen nicht zu verzögern. Die Patienten erhielten im Anschluß an
die 12stündige Testphase bei Auftreten von Schmerzen Bolusgaben à 0,5 mg Pethi-
din/kg KG. Gemäß dem Untersuchungsprotokoll wurden Blutdruck, Puls und

Atemzüge/min regelmäßig notiert und zu verschiedenen Zeitpunkten des Rahmenprotokolls (vor Behandlung, nach 30 min, 1, 2, 3, 4, 6, 9 und 12 h) die arteriellen Blutgase bestimmt und arterielles Blut zur radioimmunologischen Bestimmung der freien Morphinimmunoreaktivität im Serum (RIA, Diagnostic Products Corporation, Los Angeles) entnommen.

Zur statistischen Berechnung wurde der t-Test für unabhängige Stichproben sowie der Mann-Whitney-Test und der modifizierte t-Test für getrennte Varianzberechnungen herangezogen. Bei der Anwendung des t-Tests zur Berechnung der statistischen Differenz der Morphinkonzentrationen im Serum wurden die Werte logarithmiert, um die Asymmetrie der Verteilung und die Varianzinhomogenitäten zu beseitigen.

Ergebnisse

Der zur Analgesie während der 12stündigen Behandlungsdauer benötigte mittlere Morphinbedarf von Gruppe IH und Gruppe IV ist Tabelle 6 zu entnehmen. Bei 13 Patienten der Gruppe IH und bei 12 Patienten der Gruppe IV reichte die basale Morphinzufuhr im Verlauf der Behandlung nicht aus, und die zusätzliche Gabe von Morphinboli war notwendig. In Gruppe IH wurde insgesamt 99mal nachtitriert (9 Patienten benötigten zur Analgesie weniger als 10 On-demand-Boli, 4 Patienten mehr als 10 On-demand-Boli), in Gruppe IV wurde insgesamt 49mal nachtitriert (11 Patienten benötigten zur Analgesie weniger als 10 On-demand-Boli, 1 Patient mehr als 10 On-demand-Boli). Der Bedarf an Pethidin in den darauffolgenden 12 h war bei beiden Gruppen gleich (s. Tabelle 6).

Während der gesamten Behandlungsdauer unterschieden sich Blutdruck und

Tabelle 6. Mittlerer Morphinbedarf unter der 12stündigen Morphinaerosolzufuhr *(IH)* bzw. der i.v.-Morphininfusion *(IV)* zur Schmerzbehandlung nach kardiochirurgischen Eingriffen sowie Pethidinbedarf in den darauffolgenden 12 h

Behandlungsintervall [h]	0–12	12–24
Analgetikum [mg]	Morphin	Pethidin
Gruppe IH	12,4 ± 0,6	67,0 ± 9,7
Signifikanz (p)	< 0,001	n. s.
Gruppe IV	21,5 ± 0,9	67,4 ± 7,7

Tabelle 7. Nebenwirkungen unter der Morphinaerosolzufuhr *(IH)* bzw. der i.v.-Morphininfusion *(IV)* zur Schmerzbehandlung nach kardiochirurgischen Eingriffen

Nebenwirkungen	Gruppe IH	Gruppe IV
Sedierung	–	15
Miktionsbeschwerden	–	3
Übelkeit	–	2
Übelkeit und Brechreiz	1	3
Dysphorie	1	3

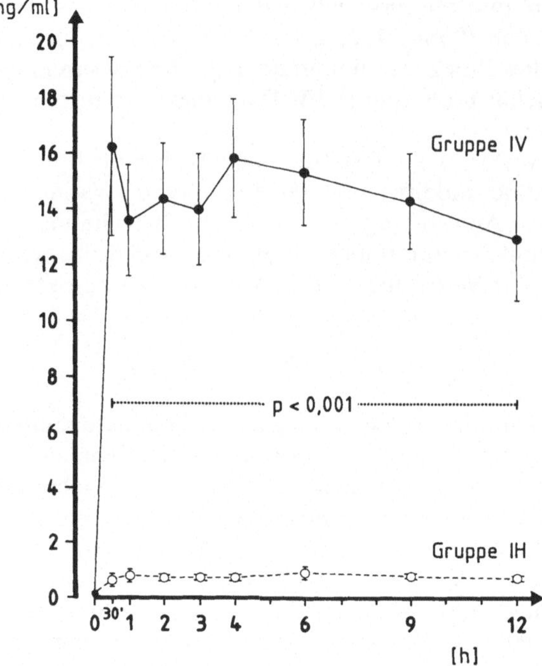

Abb. 18. Die unter der Morphinaerosolzufuhr *(IH)* und unter der i.v.-Morphininfusion *(IV)* zur Schmerzbehandlung nach kardiochirurgischen Eingriffen gemessenen Morphinkonzentrationen (ng/ml) im Serum

Herzfrequenz beider Gruppen nicht signifikant, ebenso die arterielle CO_2-Spannung innerhalb der ersten 6 h nach Behandlungsbeginn. Die signifikant höheren pCO_2-Werte von Gruppe IV nach 9 h (40 ± 1 mm Hg, p < 0,02) und 12 h (41 ± 1 mm Hg, p < 0,04) lagen noch im Normbereich. Die arterielle O_2-Spannung betrug bei beiden Gruppen zu allen Zeitpunkten aufgrund der O_2-Insufflation mehr als 120 mm Hg, und der pH-Wert lag bei allen Patienten im Normbereich. Die Atemfrequenz war bei der Gruppe IH im Vergleich zur Gruppe IV in der 4. und 6. Stunde nach Behandlungsbeginn beschleunigt (p < 0,02). Die unter der Inhalation und der i.v.-Infusion von Morphin gemessenen Morphinserumkonzentrationen sind in Abb. 18 dargestellt. Die unter der Behandlung aufgetretenen Nebenwirkungen sind in Tabelle 7 zusammengefaßt. Bei 7 Patienten der Gruppe IH mußten 4–8 mg Diazepam zur Sedierung verabreicht werden.

Diskussion

Bei den verschiedenen Applikationsarten zur postoperativen Schmerzbehandlung hat sich die kontinuierliche Opiatzufuhr der intermittierenden als überlegen erwiesen (Church 1979; Rutter et al. 1980). Unsere Ergebnisse belegen, daß auch durch kontinuierliche Inhalation eines Morphinaerosols eine ausreichende Analgesie unterhalten werden kann, die der einer i.v.-Infusionsbehandlung sogar überlegen scheint.

Obwohl der höhere Morphinbedarf unter der i.v.-Infusionsbehandlung mit dem signifikant jüngeren Patientengut (p < 0,03) in Zusammenhang gebracht werden könnte, wäre es andererseits auch möglich, daß die Schmerzen bei den Patienten unter der Morphinaerosoltherapie unzureichend behandelt worden sind, da eine subjektive Angabe (Scott u. Huskisson 1976) der schwerkranken und in diesem Zustand wenig kooperativen Patienten nicht zu erhalten war. Die beschleunigte Atemfrequenz unter der Morphinaerosolinhalation im Verlauf der Behandlung könnte dafür ebenso ein Hinweis sein wie die hohe Anzahl der benötigten zusätzlichen Morphinboli oder die erforderliche zusätzliche Gabe von Diazepam (4–8 mg) bei 7 Patienten. Andererseits scheint es wenig wahrscheinlich, daß die Patienten unter der i.v.-Morphinzufuhr überbehandelt waren, da 12 Patienten mindestens eine Zusatzinfusion benötigten. Ginge man von einem tatsächlich höheren Morphinbedarf in der Morphinaerosolgruppe aus, der zwangsläufig höhere Morphinserumkonzentrationen zur Folge hätte, so bliebe dennoch das Berechnungsergebnis in den ersten 4 h sogar bei einer Verzehnfachung der Morphinmeßwerte unter der Morphinaerosolinhalation noch signifikant unterschiedlich; dies belegt, daß unter der Morphininhalation bei Patienten mit Opiatprämedikation eine Analgesie mit signifikant niedrigeren Morphinserumkonzentrationen unterhalten werden kann. Die Inhalation von Morphin bei Patienten nach kardiochirurgischen Eingriffen in einem „Low-dose"-Opiat-Anästhesieverfahren ist daher eine nebenwirkungsarme, alternative Methode zur postoperativen Schmerzbehandlung.

Zusammenfassung

30 Patienten erhielten nach offenen Herzoperationen in einem „Low-dose"-Opiat-Anästhesieverfahren nach Opiatprämedikation zur Schmerzbehandlung randomisiert entweder ein Morphinaerosol oder eine intravenöse Morphininfusion. Die Morphinlösung wurde in beiden Gruppen nach dem individuellen Morphinbedarf titriert. Als Kriterium für das Vorhandensein von Schmerzen galt ein bei kontinuierlicher Registrierung auftretender Anstieg des Blutdrucks von mehr als 30% und/oder bei vom Patienten durch Gesichtsausdruck kenntlich gemachtem Vorhandensein von Schmerz.

Unter der 12stündigen Aerosolbehandlung benötigten die Patienten zur Analgesie im Mittel 12,4 ± 0,6 mg Morphin, unter der i.v.-Infusionsbehandlung 21,5 ± 0,9 mg Morphin. Die unter der Inhalation des Morphinaerosols gemessenen Morphinserumkonzentrationen waren extrem niedrig. Entsprechend war das Ausmaß an Nebenwirkungen unter der Morphinaerosolbehandlung sehr viel geringer, so daß die Methode bei Patienten nach kardiochirurgischen Eingriffen in einem „Low-dose"-Opiat-Anästhesieverfahren als alternative Methode angewendet werden kann.

4.2 Behandlung nach Abdominaloperationen

J. Chrubasik, E. Geller, I. Tsevi, J. Schulte-Mönting, D. Niv, H. J. Wüst

Ziel der Untersuchung

Um das Ausmaß der analgetischen Wirksamkeit inhalierten Morphins besser zu erfassen, war es Ziel dieser Untersuchung, bei Patienten nach abdominalchirurgischen Eingriffen die analgetische Wirksamkeit einer Morphinaerosolbehandlung zu ermitteln.

Methodik

Mit Zustimmung der Ethikkommission der Universität Tel Aviv/Israel und der Institute für Anästhesiologie des Ichilov-Krankenhauses der Universität Tel Aviv und der Universitätsklinik Düsseldorf wurden 52 Patienten, die sich abdominalchirurgischen Eingriffen unterziehen mußten, in die Untersuchung einbezogen. Im Rahmen der üblichen Aufklärung wurde ihr Einverständnis zur geplanten Untersuchung eingeholt. Die Patienten erhielten zur Prämedikation Pethidin (1 mg/kg KG) und Atropin (0,01 mg/kg KG). Die Anästhesie wurde mit Pancuronium (0,5 mg), Thiopental (5 mg/kg KG) und Succinylcholin (1 mg/kg KG) eingeleitet und mit Enfluran (1 Vol.-%), Sauerstoff/Lachgas (1:2) und Pancuronium nach Bedarf aufrechterhalten.

Die Patienten wurden nach einem Randomisierungsplan folgender postoperativer Schmerzbehandlung zugeordnet: Gruppe IH erhielt einen Bolus von 1,5 mg Morphin-HCl vor einer Infusion von 1,5 mg Morphin-HCl/h in das Reservoir des Zerstäubers „Cirrus Nebulizer" innerhalb der O_2-Zufuhr (5 l/min, Aerosolpartikelgröße um 5 μm) (s. Abb. 17). Gruppe IV erhielt eine i.v.-Morphin-HCl-Infusion (1,5 mg/h) im Anschluß an einen Initialbolus von 1,5 mg Morphin-HCl. Mit der Behandlung wurde postoperativ bei Auftreten starker Schmerzen begonnen. Der subjektive Schmerz wurde mittels einer modifizierten visuellen Analogskala (kein Schmerz = 0, unerträglicher Schmerz = 10) ermittelt und zu den auf dem Protokoll vorgegebenen Zeiten (vor Behandlung, nach 30 min, nach 1, 2, 3, 4, 6, 9 und 12 h) registriert. Während der gesamten Behandlungszeit wurden die Patienten überwacht, so daß bei ungenügender Schmerzbefreiung (Schmerzangabe über 3 auf der Analogskala) mit Boli à 0,6 mg Morphin nachtitriert werden konnte.

Gemäß des Untersuchungsprotokolls wurden zu den vorgegebenen Zeiten Blutdruck, Herz- und Atemfrequenz sowie der Sedierungsgrad (1 = wach, 2 = benommen, 3 = schläfrig, 4 = fest schlafend) notiert und arteriell Blut entnommen zur Bestimmung der arteriellen Kohlendioxidspannung und der Morphinkonzentration im Serum (RIA, Diagnostic Products Corporation, Los Angeles).

Zur statistischen Berechnung wurde der t-Test für unabhängige Stichproben, der Mann-Whitney-Test und der modifizierte t-Test für getrennte Varianzberechnungen herangezogen. Bei der Anwendung des t-Tests zur Berechnung der statistischen Differenz der Morphinkonzentrationen im Serum wurden die Werte logarithmiert, um eine Asymmetrie der Verteilung und die Varianzinhomogenitäten zu beseitigen.

Ergebnisse

Die biometrischen Daten der Patienten beider Gruppen unterschieden sich nicht (s. Tabelle 8). Jedoch enthielt die Inhalationsgruppe mehr Patienten mit Oberbauchoperationen, und die Operationsdauer war im Mittel mit 141 ± 67 min signifikant länger als in der IV-Gruppe mit 113 ± 51 min.

Vier Patienten der IH-Gruppe verweigerten eine Fortsetzung der Behandlung, nachdem eine Stunde nach Behandlungsbeginn noch keine zufriedenstellende Analgesie eingetreten war. Die bei den übrigen Patienten zur Analgesie benötigte Morphinmenge betrug in der IH-Gruppe im Mittel 25,4 ± 1,1 mg (Bereich: 19,5–35,9 mg), in der IV-Gruppe im Mittel 23,4 ± 0,8 mg (19,5–33,3 mg; n.s.). Jedoch war bei den Patienten nach Oberbauchoperationen der Morphinbedarf in der IH-Gruppe (n = 22) mit 26 ± 1,2 mg signifikant höher als in der IV-Gruppe (n = 17) mit 23 ± 0,7 mg. Insgesamt forderten 21 der 22 Patienten der IH-Gruppe zwischen 1 und 27 zusätzliche Morphingaben und 22 der 26 Patienten der IV-Gruppe 1 bis 23 zusätzliche Morphingaben à 0,6 mg.

Die Schmerzangabe vor Behandlungsbeginn betrug 8,4 ± 0,3 in der IH-Gruppe und 7,2 ± 0,5 in der IV-Gruppe (n.s.). Bei beiden Gruppen nahm der subjektive Schmerz über den Behandlungszeitraum ab. Das Ausmaß der Schmerzbefreiung

Tabelle 8. Operationen und klinische Daten der Patienten (*p < 0,05)

Patienten	Morphin		
	Inhalation		i.v.-Infusion
Alter [Jahre]	65 ± 16	n.s.	59 ± 16
Gewicht [kg]	67 ± 11	n.s.	67 ± 10
Größe [cm]	167 ± 9	n.s.	165 ± 9
Geschlecht (m.:w.)	11 : 15		7 : 19
Operationsdauer [min]	141 ± 67		*113 ± 51
Oberbauchoperationen	n = 22		n = 17
Unterbauchoperationen	n = 4		n = 9

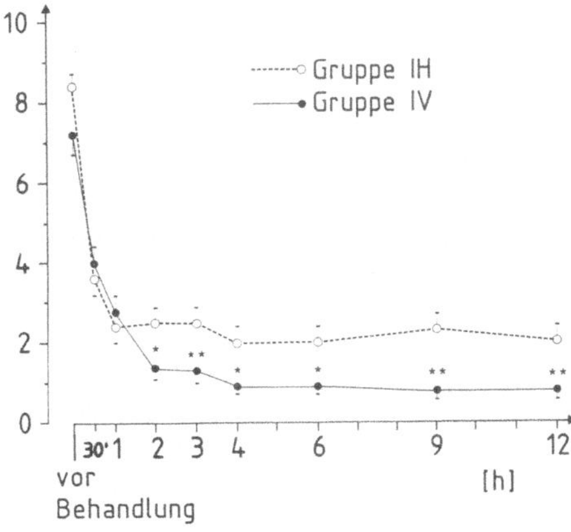

Abb. 19. Subjektive Schmerzangabe auf einer modifizierten visuellen Analogskala (kein Schmerz ≙ 0, unerträglicher Schmerz ≙ 10) unter der Morphinaerosolzufuhr *(IH)* und der i.v.-Morphininfusion *(IV)* zur Schmerzbehandlung nach abdominalchirurgischen Eingriffen

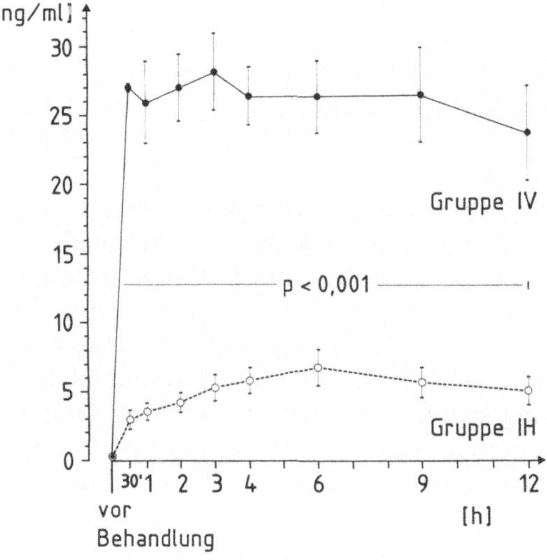

Abb. 20. Die unter der Morphinaerosolzufuhr *(IH)* und unter der i. v.-Morphin-
infusion *(IV)* zur Schmerzbehandlung
nach abdominalchirurgischen Eingriffen
gemessenen Morphinkonzentrationen
(ng/ml) im Serum

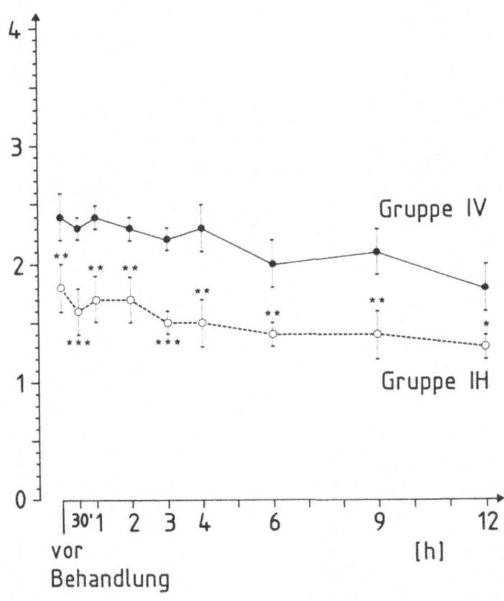

Abb. 21. Der unter der Morphinaerosolzufuhr
(IH) und unter der i. v.-Morphininfusion *(IV)*
zur Schmerzbehandlung nach abdominalchirurgischen Eingriffen protokollierte Sedierungsgrad (*0* wach, *1* gering sediert, *2* benommen,
3 schläfrig, *4* tief schlafend)

war aber in der IV-Gruppe von der 2. bis zur 12. Stunde signifikant besser (p <
0,05–p < 0,01; s. Abb. 19).

Mit beiden Behandlungsformen wurde ein Morphinkonzentrationsplateau
erreicht, in der IH-Gruppe um 5 ng/ml und in der IV-Gruppe um 25 ng/ml (p <
0,001; s. Abb. 20). Die Patienten der IV-Gruppe waren im gesamten Verlauf der
Behandlung mehr sediert (s. Abb. 21).

Blutdruck, Herz- und Atemfrequenz, vor Behandlungsbeginn bei allen Patienten erhöht, normalisierten sich unter der Behandlung, wenngleich Blutdruck und
Atemfrequenz in der IH-Gruppe zu verschiedenen Zeitpunkten signifikant höher
waren als in der IV-Gruppe (s. Abb. 22). Dies stand im Einklang mit der stärkeren

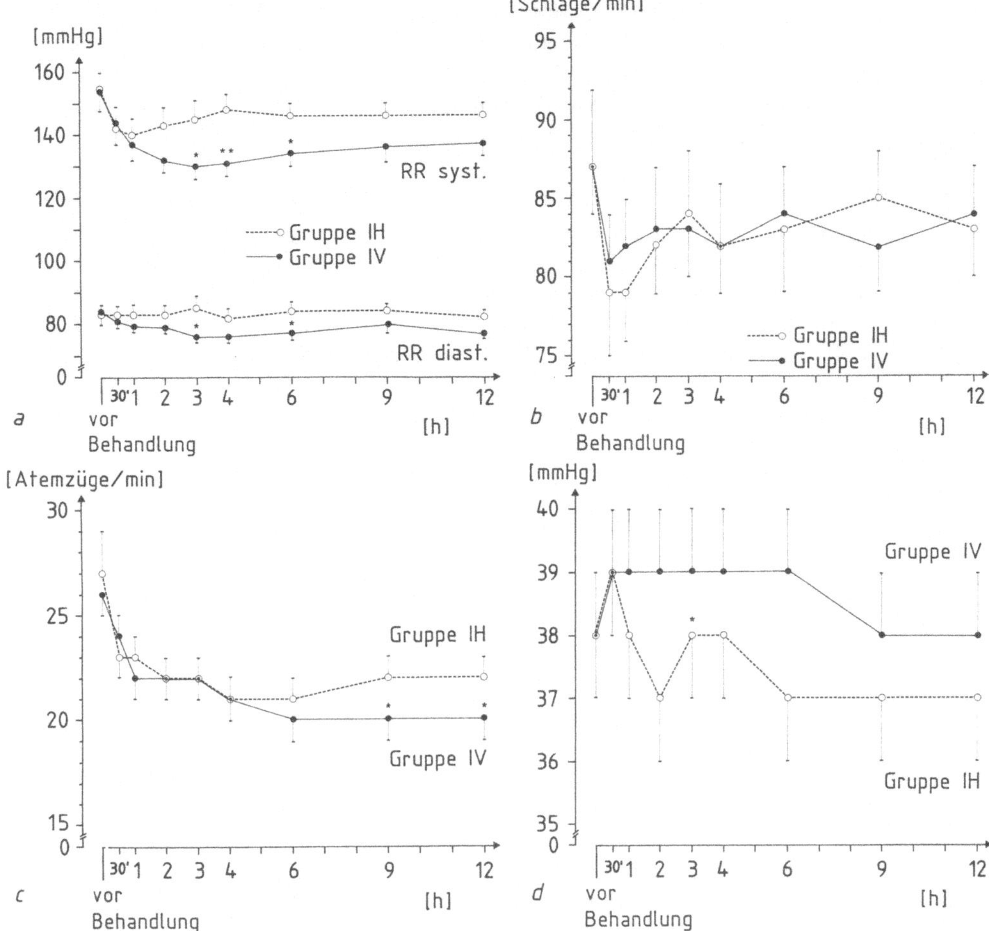

Abb. 22. a Blutdruck, **b** Herzfrequenz, **c** Atemfrequenz und **d** arterielle Kohlendioxidspannung unter der Morphinaerosolzufuhr *(IH)* und der i.v.-Morphininfusion *(IV)* zur Schmerzbehandlung nach abdominalchirurgischen Eingriffen

Sedierung unter der intravenösen Morphininfusionsbehandlung (s. Abb. 21). Die arterielle CO_2-Spannung blieb in beiden Gruppen im Normbereich (s. Abb. 22). Die unter den Behandlungen beobachteten Nebenwirkungen sind in Abb. 23 aufgelistet.

Diskussion

Die biometrischen Daten der Patienten beider Gruppen unterschieden sich nicht. Jedoch war die Anzahl von Oberbaucheingriffen in der IH-Gruppe größer und die Dauer der Operationen damit entsprechend länger ($p < 0{,}05$) als in der IV-Gruppe, so daß für die IH-Gruppe keinesfalls Vorteile bestanden.

Vier Patienten der Morphinaerosolgruppe verweigerten eine Fortsetzung der Behandlung, da nach einer Stunde keine ausreichende Analgesie eingetreten war.

Bei den restlichen 22 Patienten konnte unter der Morphininhalation zwar eine akzeptable Analgesie erzielt werden, die aber signifikant der i.v.-Morphinzufuhr unterlegen war ($p < 0{,}05 - p < 0{,}01$).

Die zur Analgesie benötigte Morphinmenge betrug in der Morphinaerosolgruppe $25{,}4 \pm 1{,}1$ mg und unter der i.v.-Morphininfusionsbehandlung $23{,}4 \pm 0{,}8$ mg. Doch wies sowohl die Unruhe bei den Patienten unter der Morphinaerosolinhalation wie die im Vergleich zur i.v.-Morphininfusionsbehandlung ungenügendere Schmerzbefreiung auf eine Opiatunterbehandlung der Morphinaerosolgruppe. Die Tatsache, daß mit etwa 5fach niedrigeren Morphinserumkonzentrationen eine Analgesie unterhalten werden konnte, ist bemerkenswert und weist darauf hin, daß nur ein kleiner Teil der in den Zerstäuber applizierten Morphinmenge per Inhalation zum Patienten gelangt (Newman et al. 1981b). Es bleibt weiteren Untersuchungen vorbehalten, zu prüfen, ob durch eine höhere Morphinzufuhr das Ausmaß der Schmerzbefreiung bei der Inhalation des Morphins verbessert werden kann und ob die Morphinkonzentrationen dann noch im subtherapeutischen Bereich liegen. So unterschied sich die Qualität der Analgesie

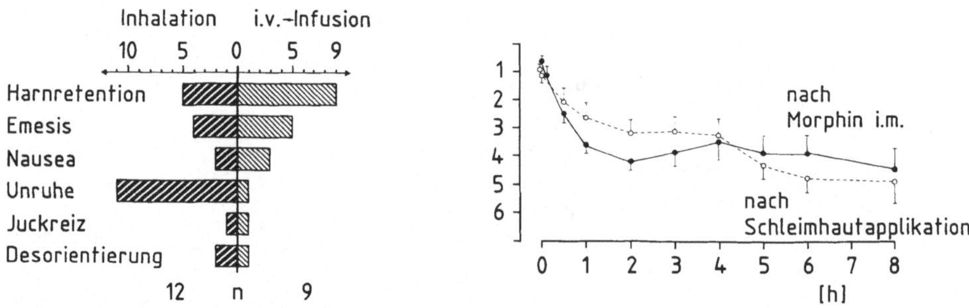

Abb.23 *(links)*. Nebenwirkungen unter der Morphinaerosolzufuhr *(IH)* und der i.v.-Morphininfusion *(IV)* zur Schmerzbehandlung nach abdominalchirurgischen Eingriffen

Abb.24 *(rechts)*. Abnahme der Schmerzen (VAS: kein Schmerz 0, unerträglicher Schmerz 10) nach Applikation von 10 mg Morphin intramuskulär (i.m.) oder auf die Mundschleimhaut zur Schmerzbehandlung nach orthopädischen Eingriffen. (Mod. nach Bell et al. 1985)

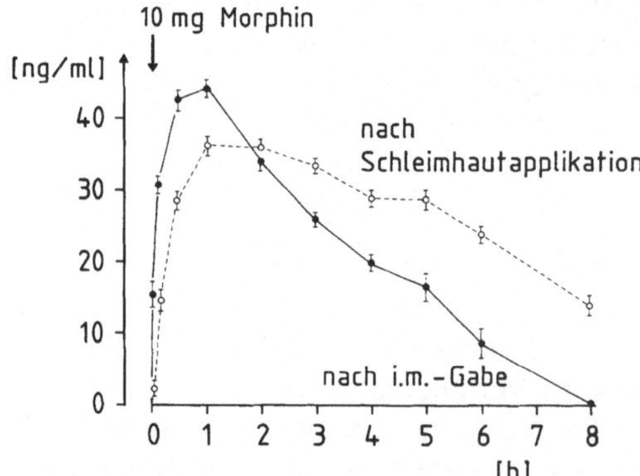

Abb.25. Morphinkonzentrationen (ng/ml) im Serum nach Applikation von 10 mg Morphin intramuskulär (i.m.) oder auf die Mundschleimhaut zur Schmerzbehandlung nach orthopädischen Eingriffen. (Mod. nach Bell et al. 1985)

nach bukaler Resorption von Morphin nicht von der nach i.m.-Morphingabe (s.Abb.24), obwohl die Morphinkonzentrationen im Serum initial weit unter denen nach i.m.-Morphingabe – aber oberhalb der minimalen Serumkonzentration, die bei systemischer Gabe von Morphin zur Analgesie erforderlich ist (Dahlström et al. 1982) – lagen (s.Abb.25; Bell et al. 1985).

Die Patienten unter der i.v.-Morphininfusionsbehandlung waren signifikant mehr sediert ($p < 0,01$). Im Einklang damit stand die ruhigere Atmung ($p < 0,05$) und der stärkere Blutdruckabfall ($p < 0,05 - p < 0,01$) unter der i.v.-Morphinbehandlung. Die Herzfrequenz – vor der Behandlung bei allen Patienten beschleunigt – normalisierte sich in beiden Gruppen unter der Behandlung. Eine Atemdepression trat bei keinem der Patienten auf. Darüber hinaus konnte kürzlich gezeigt werden, daß der Atemwegswiderstand durch Inhalation von Morphin nicht ansteigt, mit der Auslösung eines Bronchospasmus nicht gerechnet werden muß (Fuller et al. 1987). Die typischen Morphinnebenwirkungen (Harnretention, Nausea, Emesis, Pruritus, Desorientierung) traten unter der Morphininhalation im Einklang mit den niedrigeren Morphinserumkonzentrationen seltener auf. Ähnlich beobachteten Remington u. Meakin (1986) unter einer Adrenalinaerosoltherapie eine geringe Auswirkung auf die kardiovaskulären Parameter.

Zusammenfassend ergibt sich daraus, daß die Methode der Inhalation von Morphin zur Schmerzbehandlung nach Abdominaloperationen mit den bei der Untersuchung vorgegebenen Morphinmengen zwar durchgeführt werden kann, aber der intravenösen Morphinzufuhr nicht überlegen ist.

Zusammenfassung

Insgesamt 52 Patienten erhielten nach Abdominaloperationen zur Schmerzbehandlung randomisiert entweder eine Morphininfusion (1,5 mg/h) in einen Zerstäuber innerhalb der O_2-Zufuhr oder intravenös im Anschluß an einen Initialbolus (1,5 mg). Der subjektive Schmerz wurde auf einer modifizierten visuellen Analogskala ermittelt (kein Schmerz = 0, unerträglicher Schmerz = 10). Bei ungenügender Schmerzbefreiung (subjektive Schmerzangabe über 3) wurde mit Morphindosen à 0,6 mg (in den Zerstäuber oder i.v.) nachtitriert.

Obwohl die von den Patienten zur Analgesie angeforderten Morphinmengen beider Gruppen nicht signifikant unterschiedlich waren, war die Qualität der Schmerzbefreiung unter der Morphinaerosolbehandlung der unter der i.v.-Morphininfusion signifikant unterlegen ($p < 0,05 - p < 0,01$). Es bleibt weiteren Untersuchungen vorbehalten, zu klären, ob durch eine höhere intrapulmonale Morphinzufuhr das Ausmaß der Analgesie verbessert werden kann.

4.3 Relative Bioverfügbarkeit inhalierten Morphins

J. Chrubasik, H. J. Wüst, I. Tsevi, G. Friedrich, E. Geller

Ziel der Untersuchung

Obwohl es prinzipiell möglich ist, durch Inhalation von Morphin postoperative Schmerzen zu lindern, war der Behandlungserfolg bei dem abdominalchirurgischen Patientenkollektiv nicht immer zufriedenstellend. Ziel der Untersuchung war es daher, die nach Inhalation eines Morphinaerosols bioverfügbare Morphinmenge mit der nach i.m.-Morphingabe zu vergleichen.

Methodik

Insgesamt 7 Patienten [2 Männer, 5 Frauen, mittleres Alter 49 $\pm$ 19 Jahre ($\pm$ SD), mittleres Gewicht 64 $\pm$ 13 kg ($\pm$ SD)], die sich einer Abdominaloperation unterziehen mußten, gaben schriftlich ihr Einverständnis zur geplanten Untersuchung. Alle Patienten litten an einer rheumatischen Erkrankung und nahmen täglich Analgetika (keine Opiate) ein. Die Anästhesie wurde mit Lachgas/Sauerstoff (1:2; 3 l/min), Enfluran und intermittierenden Gaben von Pancuronium durchgeführt bei Normoventilation, einem Atemvolumen von 100 ml/kg KG und einer Atemfrequenzeinstellung von 12/min.

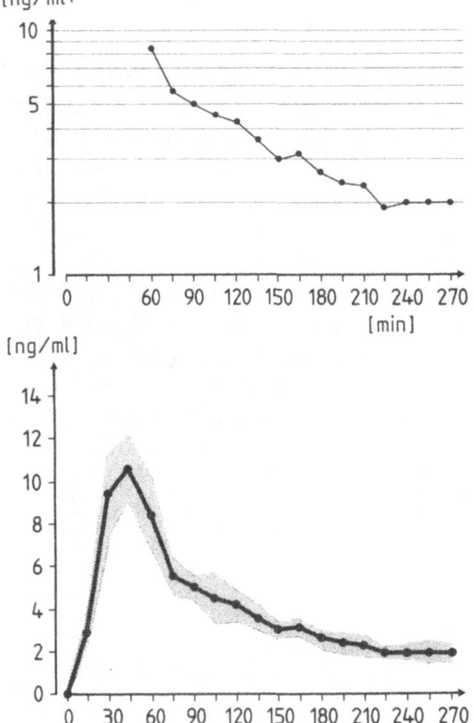

Abb. 26. Morphinkonzentrationen (ng/ml) im Serum nach Inhalation eines 10 mg Morphin-HCl enthaltenden Kochsalzaerosols. Die Berechnung der individuellen terminalen Eliminationshalbwertszeit erfolgte aus dem nach Logarithmierung linear abfallenden Kurventeil (s. oben). (Mod. nach Chrubasik et al. 1988)

Intraoperativ erhielten die Patienten 10 mg Morphin-HCl in 5 ml Kochsalzlösung in das Zerstäuberreservoir des „Cirrus Nebulizer", der vor dem Endotrachealtubus mit dem zuleitenden Schenkel des Anästhesiekreislaufs konnektiert wurde (IH). Der O_2-Flow durch den Zerstäuber wurde auf 5 l/min eingestellt (Aerosolpartikel um 5 μm). Die Zeit bis zur vollständigen Zerstäubung der Morphinlösung betrug im Mittel 42 ± 3,9 min.

Zur postoperativen Schmerzbehandlung erhielten die Patienten kein Morphin, um die Elimination des per inhalationem resorbierten Morphins nicht zu beeinträchtigen. Bei Auftreten von Schmerzen am 5. postoperativen Tag wurden 10 mg Morphin-HCl i.m. appliziert.

Blutproben wurden jeweils vor sowie viertelstündlich nach den Morphinapplikationen über einen Zeitraum von 4,5 h über eine in der A. radialis liegende Kanüle entnommen, abzentrifugiert und zur radioimmunologischen Bestimmung der freien Morphinimmunoreaktivität (RIA, Diagnostic Products Corporation, Los Angeles) eingefroren.

Die pharmakokinetischen Daten wurden für jeden Patienten bestimmt. Die maximale Serumkonzentration (C_{max}, ng/ml) und der Zeitpunkt ihres Auftretens (T_{max}, min) wurden den radioimmunologisch ermittelten Zeitverläufen der Serumkonzentration entnommen. Die Berechnung der individuellen terminalen Elimina-

Tabelle 9. Maximale Morphinkonzentrationen im Serum (C_{max}), die Zeitpunkte ihres Auftretens (T_{max}), die individuellen terminalen Eliminationshalbwertszeiten ($t_{½\,tail}$) und die Flächen unter den einzelnen Kurven (AUC) nach intraindividueller Gabe von 10 mg Morphin per Inhalation *(IH)* bzw. 10 mg Morphin i.m. *(IM)* sowie die unter der Inhalation von Morphin errechnete relative Bioverfügbarkeit von Morphin [F %, F (IM) = 100]. (Mod. nach Chrubasik et al. 1988)

No		C_{max} [ng/ml]	T_{max} [min]	$t_{½\,tail}$ [min]	AUC [ng/ml · min]	F [%]
1	IH	9,0	44,4	144	1009	9,5
	IM	70,2	28,7	143	10631	
2	IH	15,0	56,8	104	1544	15,1
	IM	86,5	21,7	134	10242	
3	IH	21,4	37,3	180	3031	34,6
	IM	56,9	54,6	80	8755	
4	IH	9,8	44,0	123	945	9,7
	IM	101,3	20,4	49	9787	
5	IH	12,1	55,8	142	1617	19,7
	IM	60,4	20,1	105	8198	
6	IH	7,2	39,1	86	899	8,9
	IM	60,9	25,2	150	10090	
7	IH	8,3	40,1	288	1320	18,8
	IM	58,3	25,2	79	7023	
Mittelwert						
	IH	11,8	45,5	152,4	1480,7	16,6
	IM	70,6	28,0	105,7	9246,6	
Variationskoeffizient [%]						
	IH	42,0	17,4	44,0	50,1	54,8
	IM	24,1	43,4	36,1	14,1	

tionshalbwertszeit ($t_{1/2\ tail}$, min) erfolgte mit Hilfe der linearen Regressionsanalyse aus dem nach Logarithmierung linear abfallenden Kurventeil (mindestens 3 Punkte). Die Fläche unter der Kurve (AUC, min · ng/ml) wurde mit Hilfe der linearen Trapezmethode ermittelt und durch Integration der terminalen Eliminationsphase nach unendlich extrapoliert. Die individuelle relative Bioverfügbarkeit des inhalierten Morphins (F, %) ergab sich durch Division der Fläche unter der Kurve nach Morphininhalation (IH) durch die Fläche nach i.m. Morphingabe (IM).

Die statistische Berechnung erfolgte mit dem nichtparametrischen Wilcoxon-Test für Paardifferenzen.

Ergebnisse

Die Morphinkonzentrationen waren bei den einzelnen Patienten sowohl nach Morphininhalation wie nach i.m.-Morphingabe sehr unterschiedlich. Bei den meisten Patienten wurde unter der Morphininhalation die maximale Morphinserumkonzentration (11,8 ± 1,9 ng/ml) innerhalb von 45 min erreicht. Zu diesem Zeitpunkt betrug die mittlere Morphinkonzentration im Serum 10,7 ± 1,6 ng/ml (s. Abb. 26 und Tabelle 9).

Nach i.m.-Morphingabe hingegen wurde die mittlere maximale Morphinserum-

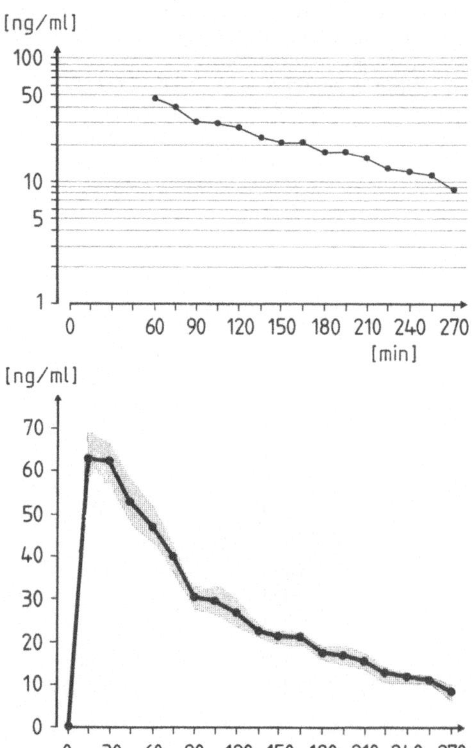

Abb. 27. Morphinkonzentrationen (ng/ml) im Serum nach Applikation von 10 mg Morphin-HCl i.m. Die Berechnung der individuellen terminalen Eliminationshalbwertszeit erfolgte aus dem nach Logarithmierung linear abfallenden Kurventeil (s. oben). (Mod. nach Chrubasik et al. 1988)

konzentration von 63,5 ± 6,2 ng/ml nach 15 min erreicht, während die individuelle maximale Morphinkonzentration im Mittel 70,6 ± 6,4 ng/ml betrug (s. Abb. 27 und Tabelle 9). Nach der Inhalation von Morphin lagen die maximalen Morphinserumkonzentrationen (C_{max}) 6fach unter denen nach i.m.-Morphingabe ($p < 0,001$).

Die individuellen pharmakokinetischen Daten der Patienten sind in Tabelle 9 zusammengefaßt. Nach der Inhalation von Morphin betrug die relative Bioverfügbarkeit von Morphin im Mittel 17%, sie schwankte zwischen 9% und 35%.

Diskussion

Die Morphinkonzentrationen unterschieden sich sowohl nach der Morphininhalation wie nach der i.m.-Morphingabe interindividuell erheblich. Entsprechende individuelle Unterschiede wurden auch nach Gabe anderer Aerosole beobachtet, nach Inhalation von Sympathikomimetika (Keighley 1968), Antibiotika (Rooth 1949), Lokalanästhetika (Scott et al. 1976) und nach Applikation von Traceraerosolen (Zuber et al. 1976).

Unter der Morphinaerosolinhalation lagen die Morphinkonzentrationen 6fach unter denen nach i.m.-Morphingabe ($p < 0,001$). Dieses Ergebnis bestätigte den zuvor festgestellten Unterschied (Chrubasik et al. 1987b) und veranlaßt zum Spekulieren, ob sich die durch Inhalation von Morphin induzierte Analgesie von der nach parenteraler Morphingabe unterscheidet (Chrubasik et al. 1986).

Durch die Tatsache, daß die relative Bioverfügbarkeit nach Inhalation von Morphin interindividuell so verschieden war und nicht abgeschätzt werden kann, eignet sich die Methode der Morphininhalation nicht zur breiten Anwendung. Im Einzelfall kann sie aber u.U. als Alternative durchaus eine berechtigte Anwendung finden.

Zusammenfassung

Insgesamt 7 Patienten mit chronischem Analgetikaabusus, die sich einer Abdominaloperation unterziehen mußten, wurden in die Untersuchung aufgenommen. Intraoperativ erhielten die Patienten 10 mg Morphin-HCl in ein Zerstäuberreservoir, das mit dem zuführenden Schenkel des Anästhesiekreislaufs konnektiert war. Bei Auftreten von Schmerzen am 5. postoperativen Tag wurden 10 mg Morphin-HCl i.m. appliziert. Die Morphinserumkonzentrationen unterschieden sich nach der Morphinaerosolinhalation wie nach der i.m.-Morphingabe interindividuell, und die relative Bioverfügbarkeit nach der Morphinaerosolinhalation schwankte zwischen 9 und 35%. Da nicht abgeschätzt werden kann, wievel Morphin systemisch aufgenommen wird, eignet sich die Methode der Morphinaerosolinhalation nicht für den klinischen Routinebetrieb.

5 Tierexperimentelle Untersuchungen bei Hunden zur Inhalation von Morphin- und Somatostatinaerosolen*

5.1 Konzentrationen von Morphin und Somatostatin im Serum

H. Poppen, J. Meynadier, S. Chrubasik, J. Cruz de la Torre Gonzales,
G. Friedrich, J. Schulte-Mönting, V. Schusdziarra, A. Demaille, K. Bonath,
J. Chrubasik

Um die Zustimmung der Ethikkommission zum klinischen Einsatz der Inhalation von Morphin bei Patienten mit Schmerzen nach Operationen zu erhalten, war es erforderlich, tierexperimentell zu prüfen, ob bei Nutzung des Zerstäubers „Cirrus Nebulizer" eine meßbare Morphinmenge pulmonal resorbiert und vom Organismus vertragen wird. Darüber hinaus sollte untersucht werden, ob das Tetradecapeptid Somatostatin pulmonal resorbiert wird. Somatostatin vermag die zentrale Weiterleitung von Schmerzimpulsen zu hemmen. Hierzu ist es aber erforderlich, Somatostatin rückenmarknah zu applizieren (Chrubasik et al. 1984). Aufgrund der kurzen Halbwertszeit ist außerdem eine kontinuierliche spinale Verabreichung notwendig. Die Applikationsart der Inhalation wäre für den klinischen Einsatz vorteilhafter, sollte durch die Inhalation eines Somatostatinaerosols nach pulmonaler Resorption eine Analgesie erzielt werden können.

Methodik

In die Versuche wurden 6 Mischlingshunde (Hunde Nr. 1–6; Alter 2–3 Jahre, mittleres Gewicht 28 ± 2,0 kg) einbezogen. Die Untersuchung wurde in Barbituratnarkose – initial 30 mg Pentobarbital/kg KG; Nachtitration bei Bedarf mit Injektionen à 30 mg – ausgeführt. Die Beatmung nach Intubation erfolgte mit Luft (100 ml/kg; Atemfrequenz 20/min). In die A. femoralis wurde ein Katheter (Steriflex ORX, Fa. Vygon, Nr. 167.10) gelegt, dessen Spitze in Höhe des Aortenbogens plaziert wurde. Der Katheter wurde mit einem Dreiwegehahn konnektiert. An einem der Schenkel wurde ein Quarzadapter befestigt, der mit einem Blutdruckmeßgerät (Fa. Hewlett-Packard, Modell 7834217) verbunden war. Blutdruck und Herzfrequenz konnten so kontinuierlich registriert werden. Über den 2. Schenkel des Dreiwegehahns konnte Blut entnommen werden.

Zwischen den Tubus und den zuführenden Schenkel des Beatmungsgerätes wurde der Zerstäuber „Cirrus Nebulizer" plaziert, in dessen Reservoir mittels

---

* Mit teilweiser Unterstützung des „Comité départemental du nord de la ligue française contre le cancer".

eines Perfusors eine Morphin-HCl-Lösung infundiert wurde (5 mg in 2 ml 0,9% Kochsalzlösung/h) nach einem Initialbolus von 5 mg Morphin-HCl (in 2 ml 0,9% Kochsalzlösung). Die Flüssigkeit im Reservoir wurde mit 5 l O_2/min in Partikel um 5 μm zerstäubt, die via Tubus bei Inspiration zur Lunge der Tiere gelangen konnten. Nach 3 h wurde das Zerstäuberreservoir durch ein neues, steriles ersetzt und der Versuch mit Somatostatin (Initialbolus 1 mg in 2 ml; Infusion 1 mg in 2 ml/h) wiederholt.

Die Meßwerte des systolischen und diastolischen Blutdrucks sowie der Herzfrequenz wurden vor Versuchsbeginn und danach im Abstand von 15 min protokolliert. Blutentnahmen erfolgten ebenfalls vor Versuchsbeginn und danach viertelstündlich zur radioimmunologischen Bestimmung der Morphinkonzentration (RIA, Diagnostic Products Corporation, Los Angeles; Interassayvariationskoeffizient 8,3%, Intraassayvariationskoeffizient 6,8%) bzw. der Somatostatinkonzentration (nach der Methode von Harris et al. 1978, Interassayvariationskoeffizient 6%, Intraassayvariationskoeffizient 18%) sowie halbstündlich zur Bestimmung der Serumkonzentrationen von Glukose, Natrium, Kalium, Chlorid, Harnstoff, γ-GT und alkalischer Phosphatase. Während des Versuchs erhielten die Hunde 1 l Ringer-Laktat mit 5% Glukose über die V. antebrachii der linken vorderen Extremität.

Bei weiteren 6 Hunden (Hunde Nr. 7–12; Alter 2–3 Jahre, mittleres Gewicht 26 ± 1 kg) wurde in Barbituratnarkose bei maschineller Beatmung mit Luft die doppelte Morphindosis in das Zerstäuberreservoir appliziert (Initialbolus 10 mg Morphin-HCl, Infusion 10 mg Morphin-HCl/h). Während des Versuchs erhielten die Tiere ebenfalls eine Infusion 1 l Ringer-Laktat mit 5% Glukose). Bei diesen Hunden wurden lediglich Blutproben zur radioimmunologischen Morphinbestimmung aus der A. femoralis entnommen. Nach 3 h wurden die Tiere extubiert und bei Bedarf mit Diazepam sediert, um weiter viertelstündlich Blut zu entnehmen zur Bestimmung der Eliminationshalbwertszeit von Morphin.

Nach Ablauf von 6 h wurden die Hunde mit 30 ml KCl 10% eingeschläfert und aus verschiedenen Organen Gewebestücke zwecks späterer histologischer Untersuchung entnommen (s. 5.3).

Zur statistischen Berechnung wurde der t-Test für abhängige Stichproben sowie eine Varianzanalyse für wiederholte Messungen herangezogen.

Ergebnisse

Innerhalb von 15 min nach Applikation der Morphinboli von 5 bzw. 10 mg in das Zerstäuberreservoir erfolgte ein rascher, in Abhängigkeit von der Dosis signifikant unterschiedlicher Anstieg der Morphinkonzentrationen im Serum auf 1,9 ± 0,3 ng/ml und 5,6 ± 1,4 ng/ml ($p < 0,05$; s. Abb. 28). Die Morphinkonzentrationen fielen dann im Verlauf wieder ab, um unter der kontinuierlichen Infusion von 5 bzw. 10 mg Morphin/h eine Plateaukonzentration um 2 ng/ml bzw. 6 ng/ml zu erreichen ($p < 0,05$–$p < 0,01$; s. Abb. 28). Beide Konzentrationsverläufe waren über den Zeitverlauf signifikant verschieden; $p < 0,001$). Die mittleren Halbwertszeiten von Resorption und Elimination betrugen 46 min, die Eliminationsgeschwindigkeiten 0,015 pro min (s. Tabelle 10).

Die basale Somatostatinkonzentration betrug 250 ± 7 pg/ml. Innerhalb von 15 min nach Applikation von 1 mg Somatostatin vor Infusion von 1 mg Somato-

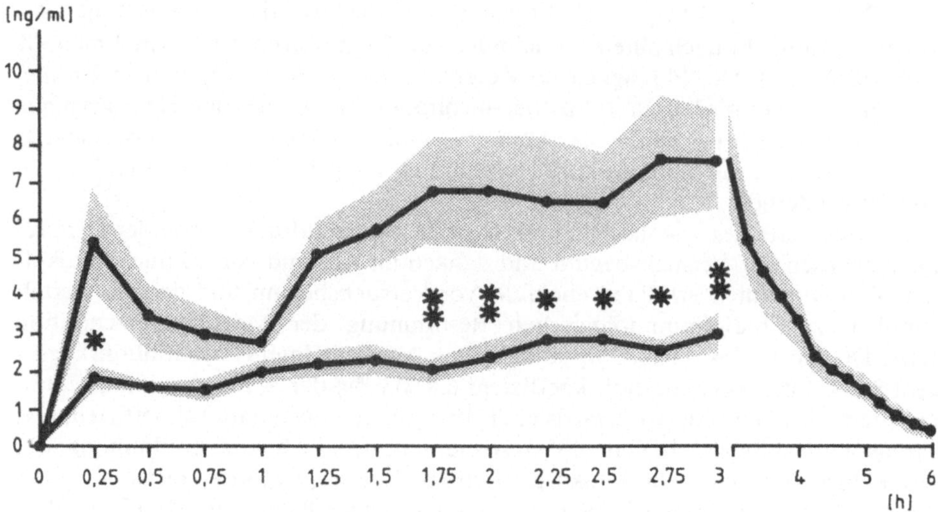

Abb. 28. Morphinkonzentrationen (ng/ml) im Serum bei Hunden unter Morphinaerosolinhalation (Applikation eines Initialbolus von - - - 5 bzw. — 10 mg Morphin-HCl vor einer Infusion von - - - 5 mg/h bzw. — 10 mg/h in das Zerstäuberreservoir des „Cirrus Nebulizer") und nach Beendigung der Aerosolzufuhr

Tabelle 10. Die bei den einzelnen Hunden ermittelten Eliminationsgeschwindigkeiten (l/min) und Halbwertszeiten (min) für die Resorption und Elimination des per Inhalation angebotenen Morphins

Eliminationsgeschwindigkeit $\left[\dfrac{1}{\text{min}}\right]$			Halbwertszeit [min]	
Resorption	Elimination		Resorption	Elimination
0,015	0,011	Hund 7	46	63
0,209	0,068	Hund 8	3	10
0,001	0,014	Hund 9	693	50
0,497	0,015	Hund 10	1	46
0,004	0,015	Hund 11	173	46
0,012	0,014	Hund 12	58	50
0,015	0,015	Mittel	46	46

statin/h in das Zerstäuberreservoir wurde bereits die Plateaukonzentration um 550 pg/ml erreicht (s. Abb. 29).

Der Blutdruck war bei allen Hunden schon vor Behandlungsbeginn erhöht. Zwar fiel er im Verlauf der Behandlung signifikant ab (p < 0,01), erreichte aber nicht die Normwerte des systolischen und diastolischen Blutdrucks. Unter der Somatostatininhalation war der systolische Blutdruck zwar nicht zu Beginn, aber im Verlauf signifikant höher als unter Morphininhalation (p < 0,05; s. Tabelle 11). Die Herzfrequenz war bei allen Hunden zu Versuchsbeginn wie im Verlauf der 6stündigen Untersuchung beschleunigt (s. Tabelle 11). Die Glukosekonzentratio-

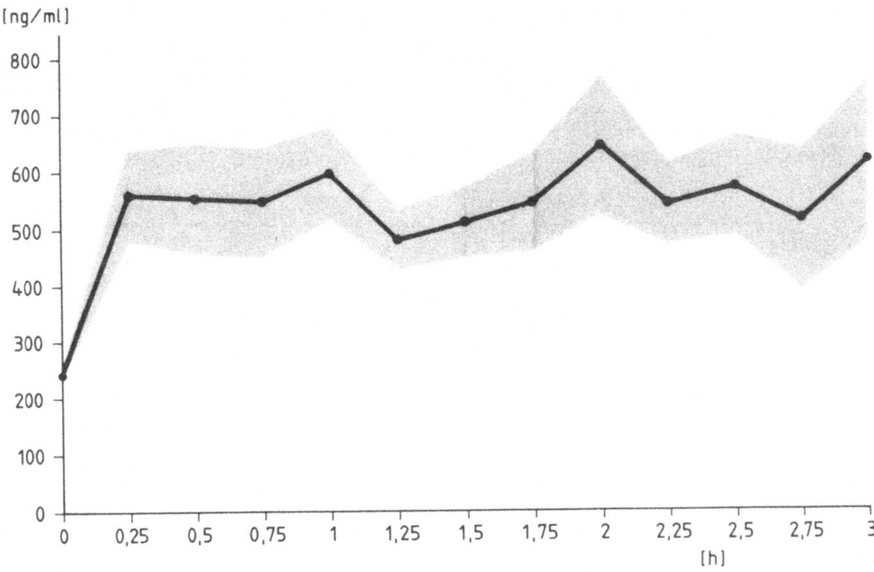

Abb. 29. Somatostatinkonzentration (pg/ml) im Serum bei Hunden unter Inhalation eines Somatostatinaerosols (Applikation eines Initialbolus von 1 mg Somatostatin vor einer Infusion von 1 mg/h in das Zerstäuberreservoir des „Cirrus Nebulizer")

Tabelle 11. Die zu den einzelnen Zeitpunkten unter der Inhalation des Morphinaerosols *(M)* bzw. des Somatostatinaerosols *(S)* protokollierten Meßwerte des systolischen und diastolischen Blutdrucks sowie der Herzfrequenz (Mittelwerte). (Normalbereiche: Blutdruck 90–150 mm Hg, Herzfrequenz 70–120 Schläge/min)

Minuten	Blutdruck				Herzfrequenz	
	systolisch [mm Hg]		diastolisch [mm Hg]		[Schläge/min]	
	M	S	M	S	M	S
vor Beginn	181	189	117	122	139	147
15	177	190	120	115	136	152
30	178	188	118	117	136	145
45	176	192	117	118	138	146
60	177	187	118	119	137	141
75	173	183	115	121	144	137
90	167	183	110	122	135	141
105	163	183	105	121	142	141
120	168	184	108	123	133	146
135	170	183	109	121	134	140
150	169	176	112	121	136	141
165	166	174	111	115	134	137
180	171	178	111	119	136	140

Tabelle 12. Die zu den einzelnen Zeitpunkten unter der Inhalation des Morphinaerosols *(M)* bzw. des Somatostatinaerosols *(S)* gemessenen Serumkonzentrationen von Glukose, Harnstoff, γ-GT und alkalischer Phosphatase (Mittelwerte). (Normalbereiche: Glukose 3,8–6,1 mmol/l, Harnstoff 2,5–7,5 mg %, γ-GT bis 6 U/l, alkalische Phosphatase bis 130 U/l)

Zeit [min]	Glukose [mmol/l]		Harnstoff [mg %]		γ-GT [U/l]		Alkalische Phosphatase [U/l]	
	M	S	M	S	M	S	M	S
vor Beginn	7,3	6,6	5,7	5,3	2,1	2,1	19	20
30	7,3	6,8	5,5	5,0	1,8	1,8	20	21
60	7,4	7,0	5,6	5,0	1,8	2,5	20	21
90	6,9	7,2	5,4	4,8	1,5	2,1	20	21
120	6,7	7,2	5,6	4,9	1,8	1,8	20	20
150	6,6	7,3	5,2	5,2	2,0	2,1	20	20
180	6,5	7,4	5,2	5,3	2,1	2,5	20	19

Tabelle 13. Die zu den einzelnen Zeitpunkten unter der Inhalation des Morphinaerosols *(M)* bzw. des Somatostatinaerosols *(S)* gemessenen Serumkonzentrationen von Natrium, Kalium und Chlorid (Mittelwerte). (Normalbereiche: Natrium 140–155 mmol/l, Kalium 3,5–5,0 mmol/l, Chlorid 96–116 mmol/l)

Zeit [min]	Natrium [mmol/l]		Kalium [mmol/l]		Chlorid [mmol/l]	
	M	S	M	S	M	S
vor Beginn	145	146	3,2	3,2	115	116
30	145	146	3,1	3,2	115	116
60	145	146	3,2	3,0	116	116
90	145	145	3,3	3,1	116	115
120	145	145	3,4	3,1	115	116
150	145	145	3,3	3,2	116	115
180	145	145	3,5	3,1	116	115

nen waren vor Versuchsbeginn wie im Verlauf der Untersuchung gering erhöht, ohne einen Unterschied bezüglich der Morphin- oder Somatostatinaerosolinhalation aufzuweisen (s. Tabelle 12). Die Serumkonzentrationen der Elektrolyte, von Harnstoff, γ-GT und alkalischer Phosphatase waren sämtlich im Normbereich (s. Tabellen 12 und 13).

Diskussion

Aus der Untersuchung geht hervor, daß Morphin schnell und dosisabhängig über die Lunge resorbiert wird, ähnlich der Morphinresorption nach periduraler Morphinbolusgabe vor periduraler Infusion von Morphinlösungen unterschiedlicher Konzentration (s. Abb. 30; Chrubasik et al. 1985). Die Halbwertszeit der Morphinelimination bei Hunden stimmte dabei mit der aus der Literatur bekannten in etwa überein (Nishitateno et al. 1979), so daß an der Genauigkeit der Meßmethode nicht gezweifelt werden muß. Die rasche pulmonale Resorption von Morphin in den systemischen Kreislauf wurde bereits 1896 von Sehrwald beschrieben,

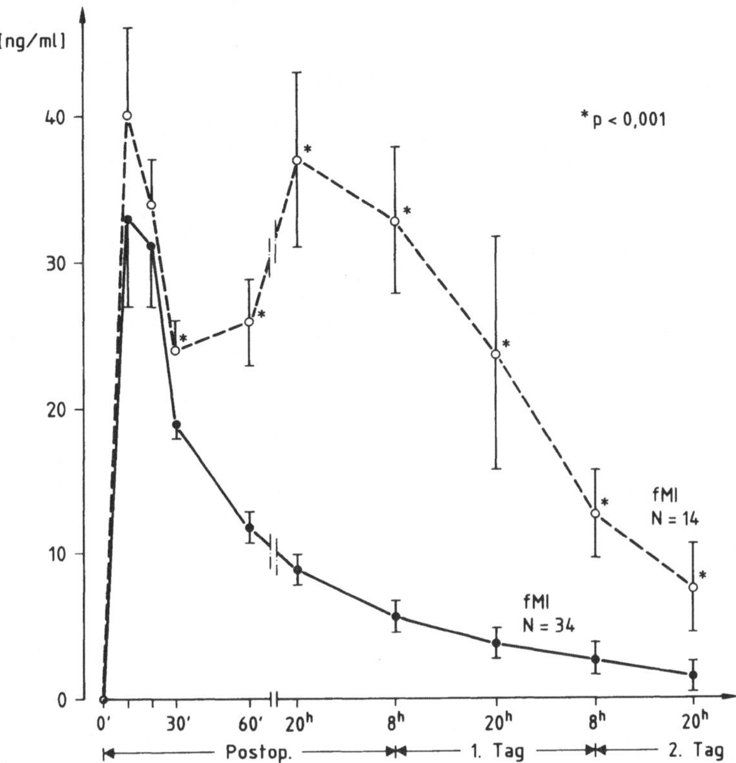

Abb. 30. Morphinkonzentrationen (ng/ml) im Serum unter einer bedarfsangepaßten, periduralen Morphininfusionsbehandlung zur Schmerzbefreiung nach Abdominaloperationen mit einer --- 0,25 %igen Morphinlösung (postoperativ) und einer — 0,4 %igen Morphinlösung (postoperativ unter Intensivbedingungen) nach initialer periduraler Instillation von 2 mg Morphin. (Mod. nach Chrubasik et al. 1985)

der eine Morphinlösung endotracheal applizierte und feststellte, daß die klinische Wirkung des prompten Erbrechens um ¼ der Zeit schneller erfolgte als nach s. c.-Injektion der Morphinlösung (Sehrwald 1896). Ein dosisabhängiger Pulsanstieg bzw. eine dosisabhängige Zunahme der Urinausscheidung fand sich ebenfalls nach Inhalation des Sympathikomimetikums Aludrin in unterschiedlicher Dosierung (s. Abb. 31; Schießle 1953; Stalport 1945).

Prinzipiell werden auch Peptide pulmonal resorbiert. So besitzt z. B. Substanz P per inhalationem eine vasodilatierende bzw. die Atmung beeinflussende Wirkung, obwohl sehr viel schwächer als das i. v. verabreichte Peptid (Fuller et al. 1987). Selbst große Makromoleküle, wie das Peptid Insulin, gelangen via Lunge in den systemischen Kreislauf. Für Diabetiker wäre die Möglichkeit einer Inhalation von Insulin eine immense Therapieerleichterung (Heubner et al. 1924). Jedoch ließ sich das Ausmaß der pulmonalen Resorption quantitativ nicht abschätzen, und durch das Risiko des Auftretens hypoglykämischer Reaktionen schied die Inhalation von Insulin als Applikationsweg aus (Knick u. Wehr 1953). Es wundert daher nicht, daß auch Somatostatin pulmonal resorbiert wird. Bei den Hunden wurden

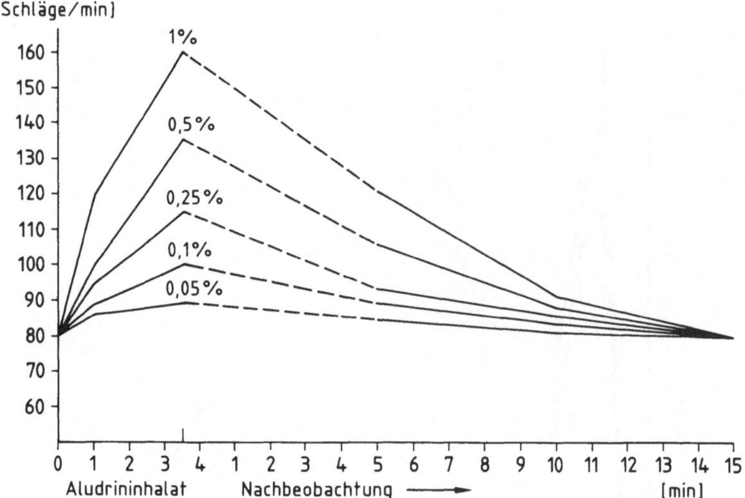

Abb. 31. Relation zwischen Pulsfrequenz und Aludrinkonzentration unter Inhalation entsprechender Aludrinaerosole

dabei pharmakologische Serumkonzentrationen erreicht. Ob sich das Ausmaß der Somatostatinresorption aber klinisch nutzen läßt, bleibt weiteren Untersuchungen vorbehalten.

Die Anästhesie war bei den Hunden bewußt oberflächlich gehalten worden, um einen additiven Einfluß von Morphin oder Somatostatin auf die Narkose zu erfassen. Ob die unter Morphininhalation signifikant niedrigeren systolischen Blutdruckwerte auf eine verringerte Streßsituation (bessere Analgesie) weisen oder auf vermehrter Histaminausschüttung beruhen, bleibt ungeklärt. Die Somatostatinaerosolinhalation blieb ohne kardiovaskulären Effekt.

Insgesamt ergab sich aus der Untersuchung kein klinischer Hinweis, der einem Einsatz der Methode in der Humanmedizin widersprochen hätte.

Zusammenfassung

Um zu untersuchen, ob bei Verwendung des Zerstäubers „Cirrus Nebulizer" zur Erzeugung eines Morphin- bzw. Somatostatinaerosols pharmakologische Morphin- bzw. Somatostatinkonzentrationen im Serum auftreten, wurden bei 6 Hunden die Aerosole in Barbituratnarkose bei maschineller Beatmung mit Luft in den Inspirationsschenkel geleitet. Im Anschluß an einen Initialbolus von 5 mg Morphin-HCl wurde in das Zerstäuberreservoir 5 mg Morphin-HCl/h infundiert und nach 3 h eine Somatostatinlösung (Initialbolus 1 mg, Infusion 1 mg/h). Bei weiteren 6 Hunden wurde die doppelte Morphinmenge appliziert (Initialbolus 10 mg, Infusion 10 mg/h). Sie wurden nach 3 h extubiert.

Es wurde festgestellt, daß Morphin schnell und dosisabhängig über die Lunge resorbiert wird. Die mittlere Halbwertszeit der Morphinresorption betrug 46 min, die mittlere Eliminationsgeschwindigkeit 0,015/min. Auch nach Applikation des

Somatostatinaerosols lagen die Somatostatinkonzentrationen im Serum in einem Bereich, in dem pharmakologische Effekte zu erwarten sind.

Die Kreislauf- und Laborparameter waren unter der Aerosolbehandlung unauffällig.

5.2 Evaluierung der oszillierenden pulmonalen Resorption

J. Schulte-Mönting, B. Lausen, G. Friedrich, V. Schusdziarra, H. Poppen, J. Meynadier, P. Mackay, J. Cade, A. Sutherland, A. Demaille, K. Bonath, J. Chrubasik

Heuristik

Die vorliegende Evaluierung der oszillierenden pulmonalen Resorption wurde durch einen Zufallsbefund bei der tierexperimentellen Untersuchung zur Inhalation von Morphin- und Somatostatinaerosolen angeregt. Bei dem Versuch, aus den bei den Hunden Nr. 7–12 gemessenen Morphinkonzentrationen (Tabelle 14) die Bioverfügbarkeit von inhaliertem Morphin zu berechnen, ergab sich folgendes:

Tabelle 14. Die zu den einzelnen Zeitpunkten gemessenen Morphinkonzentrationen (ng/ml) im Serum bei den Hunden Nr. 7–12 unter der Morphinaerosolinhalation. (Resorptionsphase 180 min)

Zeit [min]	Versuchstier					
	Nr. 7	Nr. 8	Nr. 9	Nr. 10	Nr. 11	Nr. 12
0	0,1	0,1	0,3	0,3	0,1	0,1
15	6,5	5,8	1,3	10,5	2,3	6,9
30	3,8	3,1	1,1	7,3	1,4	4,0
45	2,9	3,0	0,8	6,0	2,7	2,8
60	2,7	2,7	1,9	3,9	3,0	2,6
75	6,2	2,3	5,9	3,5	5,5	7,7
90	9,1	6,2	4,3	3,1	3,7	8,1
105	9,6	3,4	10,2	2,7	5,1	9,8
120	8,5	1,8	9,7	2,7	8,6	9,5
135	6,7	1,3	12,6	2,4	7,6	8,1
150	6,2	3,8	12,1	3,1	7,5	6,1
165	11,7	3,4	8,8	2,4	8,6	11,3
180	9,0	3,5	10,3	3,9	7,6	11,3
195	7,8	1,3	9,5	2,2	6,0	6,8
210	6,1	0,7	7,2	1,9	5,7	6,1
225	5,2	0,7	6,4	1,9	4,8	5,2
240	4,9	0,6	4,7	1,8	3,6	4,8
255	3,6	0,6	3,5	1,0	2,5	3,1
270	3,5	0,5	3,1	0,8	2,5	2,4
285	2,9	0,5	2,2	0,6	1,6	2,9
300	2,1	0,5	2,3	0,6	1,6	2,7
315	2,3	0,5	1,4	0,5	0,3	1,6
330	1,9	0,3	1,4	0,4	0,3	0,6
345	1,5	0,4	0,7	0,3	0,1	0,5
360	1,5	0,2	0,2	0,2	0,1	0,3

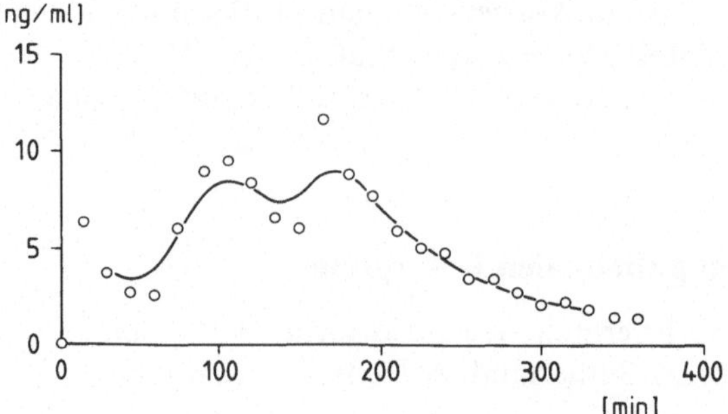

Abb. 32. Morphinkonzentrationen (ng/ml) im Serum von Hund Nr. 7 nach Applikation von 10 mg Morphin vor 10 mg/h in das Zerstäuberreservoir des „Cirrus Nebulizer" *(Symbol ○)* und der geglättete Verlauf *(durchgezogene Linie)*

Der einfachste übliche pharmakokinetische Ansatz

$$dX/dT = C - B \cdot X, \tag{1}$$

wobei X die Morphinkonzentration, T die Zeit in Minuten, C die in den 3 Abschnitten Boluseffekt, Inhalation, Elimination jeweils konstant angenommene Zuführung und B die Eliminationsgeschwindigkeit bezeichnet, ergab zwar bei Einschränkung auf die Eliminationsphase sinnvolle, mit der Literatur übereinstimmende Werte für B, in der Inhalationsphase dagegen erwies sich eine befriedigende Modellanpassung als unmöglich. Der Grund hierfür fand sich, nachdem die Verlaufskurven mittels eines Gauss-Filters geglättet worden waren (vgl. Abb. 32). Der Anstieg vollzog sich nicht, wie nach Gl. (1) erwartet, monoton, sondern unter periodischen Schwankungen, die nach dem optischen Eindruck als Schwingungen anzusehen waren.

Schwingungen von Serumkonzentrationen verschiedener Substanzen sind in der Literatur beschrieben. Wegen der fehlenden biologischen Erklärung (etwa als Regelung gegen einen Antagonisten) waren sie in diesem Fall jedoch nicht zu erwarten gewesen.

Ein Anpassungsversuch mit der Funktion

$$X = A \cdot (1 - \exp(-B \cdot T)) + D \cdot \sin(E + F \cdot T), \tag{2}$$

wobei A die maximale Absorption, D die Amplitude der Sinusschwingung, E die Translation der Sinusschwingung und F die Frequenz der Sinusschwingung bezeichnet, ergab für die Inhalationsphase eine deutlich verbesserte Anpassung, jedoch kaum eine Änderung für die Eliminationsphase. Deshalb kann vermutet werden, daß die Ursache für eine möglicherweise vorhandene Schwingung im Absorptionsvorgang selbst und nicht im Blutkreislauf zu suchen ist. Dabei ist die Atmung als Ursache wegen der völlig unterschiedlichen Frequenz nicht plausibel.

In der Absorptionsphase betrug die mittlere geschätzte Frequenz in etwa 0,011 Schwingungen/min. Dies entspricht einer Phasendauer von etwa 91 min. Die Datenanalyse der gemessenen Morphinwerte der Hunde Nr. 7–12 führte somit zu der Fragestellung, ob die gemessenen Schwankungen der Resorption des inhalierten Morphins durch periodische Schwingungen erklärbar sind.

Tabelle 15. Klinische Daten der Patienten, die in die Untersuchung zur Inhalation eines Morphinaerosols eingewilligt haben

Patient Nr.	Alter [Jahre]	Gewicht [kg]	Größe [cm]	Geschlecht	Diagnose Zustand nach
1	59	70	178	m.	Ileus
2	59	70	181	m.	Ösophagusresektion
3	60	60	176	m.	Polytrauma
4	68	72	179	m.	Sepsis
5	40	68	160	w.	Eklampsie
6	67	90	170	m.	Hemicolektomie
7	77	50	160	w.	Pneumothorax
8	75	80	165	m.	Pneumonie

Methodik

Zur Berechnung wurden die Morphin- und Somatostatinkonzentrationen der Hunde Nr. 7–12 herangezogen, Darüber hinaus wurde bei weiteren 6 Hunden (Hunde Nr. 13–18; Alter 2–3 Jahre; mittleres Gewicht 27 ± 2 kg) in Barbituratnarkose bei maschineller Luftbeatmung eine Braunüle (18 G, Fa. Abbocath Ireland Ltd.) in die V. antebrachii der rechten vorderen Extremität gelegt für spätere Blutentnahmen. Zwischen Tubus und zuführendem Schenkel des Beatmungsapparates wurde der Zerstäuber „Cirrus Nebulizer" installiert, in dessen Reservoir ein Bolus von 10 mg Morphinhydrochlorid in 2 ml Kochsalzlösung injiziert wurde vor einer Infusion von 10 mg Morphinhydrochlorid/h (2 ml/h). Der O_2-Flow durch den Zerstäuber wurde auf 5 l/min eingestellt. Nach 3 h wurde der Zerstäuber ausgetauscht und der Versuch mit Somatostatin (1 mg als Bolus vor einer Infusion von 1 mg Somatostatin/h) wiederholt. Während des Versuchs erhielten die Tiere eine Infusion von 1 l Ringer-Laktat mit 5% Glukose über die V. antebrachii der linken vorderen Extremität. Blutentnahmen zur radioimmunologischen Bestimmung der Morphinkonzentration (RIA Diagnostic Products Corporation, Los Angeles, USA) bzw. der Somatostatinkonzentration (Harris et al. 1978) erfolgten vor der Aerosolgabe und im Anschluß alle 7,5 min. Bei Verzögerung der Blutentnahme um mehr als 1 min durch Verstopfung des Katheters wurde die Blutprobe nicht berücksichtigt.

Nach Ablauf von 6 h wurden die Hunde mit 30 ml KCl 10% eingeschläfert und verschiedene Gewebestücke zwecks späterer histologischer Untersuchung entnommen (s. Tabelle 27).

Zur Verifikation des Tiermodells erhielten mit Zustimmung der Ethikkommission der Royal Melbourne University und ihrem Einverständnis 8 Patienten, die auf der Intensivstation assistierend maschinell beatmet werden mußten, deren körperliche Verfassung aber zufriedenstellend war, ein Morphinaerosol. Hierzu wurde der Zerstäuber „Cirrus Nebulizer" (O_2-Flow 5 l/min) mit dem Inspirationsschenkel unmittelbar vor dem Tubus konnektiert. Mittels eines Perfusors wurden in das Zerstäuberreservoir 5 mg Morphinhydrochlorid in 5 ml Kochsalzlösung/h über einen Zeitraum von 6 h infundiert. Die klinischen Daten der Patienten sind Tabelle 15 zu entnehmen. Über einen in der A. radialis liegenden Katheter wurden vor Morphinaerosolgabe und danach über 8 h viertelstündlich 5 ml Blut entnommen zur radioimmunologischen Bestimmung der Morphinkonzentration (RIA, Diagnostic Products Corporation, Los Angeles).

Statistisches Modell

Die unter der Aerosolinhalation gemessenen Morphin- und Somatostatinkonzentrationen sind den Tabellen 14, 16a, b und 17 zu entnehmen. Insbesondere beim Menschen legten die Verlaufskurven der Morphinwerte die Vermutung nahe, daß die Variabilität der einzelnen Messungen mit dem mittleren Wert der Messung wächst. Diese Hypothese wurde durch die geschätzte Variabilität des Meßverfahrens unterstützt (s. Tabelle 18). Diese Schätzwerte ließen einen nahezu konstanten Variationskoeffizienten für große Meßwerte erwarten. Deshalb wurde folgende Logarithmustransformation zur Varianzstabilisierung durchgeführt:

$$\log (\text{Morphin (T) ng/ml} + 2{,}0). \tag{3}$$

Für eine erste Analyse der periodischen Schwankungen der Morphinverläufe berücksichtigten wir den zugrundeliegenden nichtperiodischen Verlauf (den sog. Trend) mittels einer quadratischen Regression; d.h.

$$\log (\text{Morphin (T) ng/ml} + 2{,}0) = A_1 + A_2 \cdot T + A_3 \cdot T^2, \tag{4}$$

wobei mit A_1, A_2 und A_3 die Parameter der Regression bezeichnet sind. Die Residuen der quadratischen Regression ergaben somit die trendbereinigten Werte. Den Einfluß der periodischen Schwankungen auf die trendbereinigten Werte analysierten wir mittels der jeweiligen Periodogramme. Die Periodogramme basieren auf der diskreten Fouriertransformation der trendbereinigten Werte.

Bei den Hunden wurden alle Meßwerte der Resorptionsphase berücksichtigt ($0 < T \leq 180$). Bei den Patienten waren die Verläufe in den ersten 100 min uneinheitlich. Des weiteren erhielten die Patienten keine Bolusgaben. Um einen möglichen Einfluß dieser Unterschiede zu verringern, wurden bei der Analyse der oben dargelegten Fragestellung bei den Patienten nur die Meßwerte der Resorptionsphase nach mehr als 100 min ($100 < T \leq 360$) betrachtet. Die berechneten Periodogramme waren sowohl bei den Hunden als auch bei den Patienten uneinheitlich. Ihre Form legte teilweise einen Einfluß von periodischen Schwankungen auf die trendbereinigten Werte nahe. Zur Verifikation wurde eine nichtlineare Regression durchgeführt. Hierbei wurde folgende Funktion an die logarithmustransformierten Morphinwerte angepaßt:

$$A_1 + A_2 \cdot T + A_3 \cdot T^2 + B_1 \cdot \sin (F \cdot 2\pi \cdot T) + B_2 \cdot \cos (F \cdot 2\pi \cdot T); \tag{5}$$

wobei F die Schwingungsfrequenz (Schwingungen/min) bezeichnet.

Obige Fragestellung nach der Existenz von periodischen Schwankungen entspricht in (5) der Hypothese

$$H_0 : B_1 = B_2 = 0. \tag{6}$$

Zur Durchführung eines formalen Signifikanztests für die Hunde Nr. 13–18 und die Patienten wurde als A-priori-Wert die mittlere geschätzte Frequenz der Hunde Nr. 7–12, $F = 0{,}011$ verwendet (Gallant 1987). Als Test wurde der Likelihood-ratio-

Tabelle 16a, b. Zu den einzelnen Zeitpunkten gemessene Morphin- und Somatostatinkonzentrationen (ng/ml) im Serum bei den Hunden Nr. 13–18: **a** unter Morphinaerosolinhalation, **b** unter Somatostatinaerosolinhalation (Resorptionsphase 180 min). *V* bei Verzögerung der Blutentnahme um mehr als 1 min verworfene Blutproben

a Zeit [min]	Versuchstier					
	Nr. 13	Nr. 14	Nr. 15	Nr. 16	Nr. 17	Nr. 18
0,0	0,3	0,3	0,3	0,0	0,0	V
7,5	11,1	19,8	23,4	11,0	4,5	V
15,0	31,9	22,5	22,6	17,3	5,0	V
22,5	31,4	32,2	21,0	17,0	3,3	V
30,0	23,3	35,5	24,4	19,4	3,5	V
37,5	34,9	12,8	35,5	22,0	3,7	V
45,0	33,3	70,1	39,6	24,6	3,7	V
52,5	28,7	33,7	39,6	22,0	3,1	V
60,0	24,0	48,1	32,1	40,4	3,0	V
67,5	28,4	35,6	45,7	22,8	3,0	V
75,0	17,4	50,9	61,3	28,4	4,0	V
82,5	24,2	45,7	42,5	34,7	4,1	V
90,0	29,9	38,7	63,3	39,4	3,5	V
97,5	36,3	48,1	58,3	34,4	2,4	V
105,0	32,5	49,9	49,2	45,2	3,1	V
112,5	41,0	49,1	43,9	51,7	3,0	V
120,0	37,0	61,0	49,2	47,0	3,1	V
127,5	32,3	50,7	48,7	37,2	2,6	V
135,0	40,0	55,4	43,8	33,8	2,5	V
142,5	37,9	62,5	49,7	40,6	2,6	V
150,0	42,8	64,7	57,6	40,0	3,4	V
157,5	37,3	46,3	51,2	48,7	3,3	V
165,0	38,6	63,6	45,6	46,2	3,1	V
172,5	44,9	68,5	47,6	50,0	3,1	V
180,0	34,8	76,5	44,5	43,8	5,4	V
195,0	28,8	58,8	43,4	40,0	6,1	V
210,0	30,0	59,0	31,9	33,7	6,0	V
225,0	19,6	51,0	28,3	37,8	3,9	V
240,0	19,8	45,2	25,2	25,1	2,9	V
255,0	18,2	47,9	21,8	26,1	V	V
280,0	15,4	35,5	19,3	23,6	V	V

b Zeit [min]	Versuchstier					
	Nr. 13	Nr. 14	Nr. 15	Nr. 16	Nr. 17	Nr. 18
0,0	0,080	0,060	0,070	0,100	0,100	0,100
7,5	0,158	V	0,180	0,204	0,727	0,829
15,0	0,176	0,498	0,097	0,183	0,495	0,747
22,5	0,178	0,477	0,250	0,540	0,600	0,937
30,0	0,258	0,457	0,399	0,648	0,357	0,944
37,5	0,181	0,732	0,291	0,670	1,303	0,915
45,0	0,153	0,583	0,567	0,856	1,105	1,033
52,5	0,327	0,532	0,858	1,156	1,445	1,498
60,0	0,232	0,520	0,655	0,731	1,192	1,681
67,5	0,418	0,813	1,185	0,332	1,070	0,997
75,0	0,412	0,923	0,869	0,694	1,431	1,080
82,5	0,250	1,031	0,547	0,533	1,122	1,290
90,0	0,297	1,105	0,916	0,392	1,754	1,268
97,5	0,216	0,769	V	V	V	V
105,0	0,370	0,651	V	V	V	V
112,5	0,542	0,738	V	V	V	V
120,0	0,727	0,488	V	V	V	V
127,5	V	V	V	V	V	V
135,0	V	V	V	V	V	V
142,5	V	V	V	V	V	V
150,0	V	V	V	V	V	V
157,5	V	V	V	V	V	V
165,0	V	V	V	V	V	V
172,5	V	V	V	V	V	V
180,0	V	V	V	V	V	V

Tabelle 17. Zu den einzelnen Zeitpunkten gemessene Morphinkonzentrationen (ng/ml) im Serum bei den Patienten Nr. 1–8 unter der Morphinaerosolinhalation. (Resorptionsphase 360 min)

Zeit [min]	Nr. 1	Nr. 2	Nr. 3	Nr. 4	Nr. 5	Nr. 6	Nr. 7	Nr. 8
0	0,0	0,3	0,3	0,3	0,3	0,0	0,3	0,0
15	0,9	1,0	1,2	1,3	3,7	0,7	0,6	0,1
30	0,7	2,3	1,4	0,7	4,0	0,4	0,9	0,0
45	3,1	0,5	1,5	3,5	2,6	1,5	1,7	0,4
60	5,5	1,4	1,2	1,8	4,8	3,1	2,7	0,0
75	6,1	2,2	2,2	1,4	3,5	4,6	3,6	3,1
90	5,7	1,2	1,2	1,1	3,7	5,3	3,0	3,8
105	5,2	1,5	2,6	0,9	3,4	5,9	4,8	4,8
120	4,9	2,4	2,2	1,0	3,5	7,5	6,4	5,0
135	5,4	4,6	2,6	1,0	3,8	7,9	9,3	4,8
150	6,8	6,0	5,4	1,0	4,2	8,3	9,9	6,0
165	6,8	9,9	6,4	4,3	4,9	9,4	15,0	6,2
180	5,8	5,6	4,9	4,5	3,8	10,6	12,1	4,4
195	8,3	5,6	4,7	17,6	2,9	17,1	17,7	3,8
210	9,6	5,5	5,4	22,4	3,8	11,2	16,5	3,1
225	11,0	5,4	4,4	11,6	4,7	13,5	20,2	4,4
240	11,6	4,3	8,1	13,2	7,4	16,0	22,0	6,4
255	11,9	4,3	11,5	9,6	10,7	16,7	20,7	8,9
270	5,9	11,9	10,1	6,1	12,8	18,2	22,3	11,7
285	17,2	4,4	9,2	15,6	14,8	17,4	23,3	9,0
300	13,9	3,8	8,3	10,1	19,3	13,3	23,4	10,4
315	13,6	4,5	9,0	8,6	13,6	16,1	23,3	11,6
330	14,0	4,2	16,8	5,7	12,1	19,1	36,9	14,1
345	11,9	9,0	24,7	6,8	11,8	19,1	30,4	13,6
360	12,3	8,5	25,2	12,2	18,2	18,8	27,6	7,1
390	11,0	8,3	19,6	8,9	12,3	17,3	24,6	6,9
420	10,8	4,7	18,1	8,3	11,0	17,2	22,7	5,6
450	8,7	2,4	13,8	8,2	9,9	12,8	22,3	4,9
480	8,2	2,7	12,3	4,8	9,2	12,3	18,4	4,2
510	7,9	2,3	11,4	4,2	8,6	10,3	16,9	4,1

Tabelle 18. Geschätzte Variabilität des Meßverfahrens der radio-immunologischen Morphinbestimmung

Verabreichung [ng/ml]	Variationskoeffizient
2,0	0,096
10,0	0,061
20,0	0,048

Test (LRT) verwendet. Der p-Wert des LRT bezüglich der jeweils geschätzten bzw. optimal angepaßten Frequenz wurde als naheliegendes deskriptives Maß für den Einfluß der periodischen Schwingungen interpretiert. Die Kleinstquadratanpassung obiger nichtlinearer Parameterfunktion wurde mittels der SAS-Prozedur NLIN berechnet (SAS 1985). Als Startwert für die Frequenz wurden die Frequenzen der 3 größten Werte der diskreten Periodogrammfunktion gewählt. Falls die verschiedenen Startwerte zu verschiedenen Grenzwerten führten und $p < 0,1$ war, wurden diese in den Tabellen 19–21 aufgeführt.

Tabelle 19. Nichtlineare Regression der Morphinkonzentrationen der Hunde Nr.7–12. Geschätzte Parameter (vgl. Formel [5]) und Maßzahlen; wobei $PERIODE=1/F$; SS_{H_0} Residuenquadratsumme unter der Hypothese; SS_{-1}, SS_{-2} Residuenquadratsummen unter dem Modell; LRT_{-1} Wert der Teststatistik; p_{-1} p-Wert; $_{-1}$ Werte bezüglich der geschätzten Frequenz)

Nr.	A_1	A_2	A_3	B_1	B_2	F	PERIODE	SS_{H_0}	SS_{-1}	SS_{-2}	LRT_{-1}	p_{-1}
7	1,4531	0,011526	$-0,00003830$	0,2688	0,16617	0,0121079	83	0,7413	0,2036	0,2186	9,2442	0,010
8	1,7763	$-0,002095$	0,00000371	0,2516	0,10790	0,0130553	77	0,6131	0,2330	0,3265	5,7078	0,033
9	0,4460	0,023896	$-0,00006492$	0,1907	$-0,01773$	0,0164869	61	0,6468	0,4386	0,5083	1,6611	0,256
10	2,7450	$-0,019143$	0,00007379	0,6352	$-0,06093$	0,0335407	30	0,0409	0,0104	0,0349	10,2095	0,008
11	0,9970	0,014205	$-0,00003885$	0,1257	$-0,03890$	0,0191808	52	0,2376	0,1437	0,2342	2,2872	0,172
12	2,2459	$-0,008368$	0,00006800	$-0,2671$	0,29412	0,0085875	116	0,7961	0,2042	0,2449	10,1432	0,008

Tabelle 20a, b. Nichtlineare Regression **a** der Morphinkonzentrationen der Hunde Nr.13–18. Geschätzte Parameter (vgl. Formel [5]) und Maßzahlen; wobei $PERIODE=1/F$; SS_{H_0} Residuenquadratsumme unter der Hypothese; SS_{-1}, SS_{-2} Residuenquadratsummen unter dem Modell; LRT_{-1}, LRT_{-2} Werte der Teststatistik; p_{-1}, p_{-2} p-Werte; $_{-1}$ Werte bezüglich der geschätzten Frequenz, $_{-2}$ Werte bezüglich F=0,01); **b** der Somatostatinkonzentrationen der Hunde Nr.13–18

a

Nr.	A_1	A_2	A_3	B_1	B_2	F	PERIODE	SS_{H_0}	SS_{-1}	SS_{-2}	LRT_{-1}	p_{-1}	LRT_{-2}	p_{-2}
13	3,1047	0,004437	$-0,00000153$	0,0912	$-0,14571$	0,0115989	86	1,1006	0,7974	0,8062	3,6129	0,046	3,4694	0,051
14	3,1701	0,010072	$-0,00002389$	$-1,2452$	0,20523	0,0667987	15	1,5285	1,1826	1,5152	2,7786	0,087	0,0839	0,919
15	3,0332	0,016383	$-0,00006901$	$-0,0854$	0,05220	0,0107874	93	0,4329	0,3274	0,3278	3,0636	0,070	3,0449	0,071
15	2,9685	0,017276	$-0,00007120$	0,0023	$-0,10366$	0,0363150	28	0,4329	0,3076	0,3278	3,8687	0,038	3,0449	0,071
16	2,6173	0,016320	$-0,00005487$	$-0,0573$	$-0,08240$	0,0150949	66	0,4856	0,3654	0,4574	3,1263	0,067	0,5853	0,566

b

Nr.	A_1	A_2	A_3	B_1	B_2	F	PERIODE	SS_{H_0}	SS_{-1}	SS_{-2}	LRT_{-1}	p_{-1}
13	4,89896	0,012343	$-0,00001712$	0,1812	$-0,22915$	0,0201042	49,7408	44,5136	36,6759	27,3205	2,0302	0,158
14	5,52763	0,028163	$-0,00016737$	0,1882	$-0,09853$	0,0154442	64,7492	48,5731	35,3538	22,8353	3,3652	0,057
15	4,14052	0,070569	$-0,00048281$	0,3817	$-0,08095$	0,0466517	21,4354	1,1491	0,1893	0,8876	17,7453	0,001
16	4,89573	0,066133	$-0,00061357$	$-0,0336$	0,32332	0,0369529	27,0614	1,1007	0,5197	0,8631	3,9132	0,072
17	6,95189	$-0,022580$	0,00036539	$-0,4614$	0,09551	0,0153328	65,2196	1,1445	0,6085	0,6149	3,0827	0,109
18	6,52825	0,016618	$-0,00011847$	$-0,0055$	0,16513	0,0352600	28,3608	0,2888	0,1451	0,2233	3,4688	0,089

Tabelle 21. Nichtlineare Regression der Morphinkonzentrationen der Patienten Nr. 1–8. Geschätzte Parameter (vgl. Formel [5]) und Maßzahlen, wobei $PERIODE = 1/F$; SS_{H_0} Residuenquadratsummen unter dem Modell; LRT_{-1}, LRT_{-2} Werte der Teststatistik; p_{-1}, p_{-2} p-Werte; $_{-1}$ Werte bezüglich der geschätzten Frequenz, $_{-2}$ Werte bezüglich $F = 0,01$)

Nr.	A_1	A_2	A_3	B_1	B_2	F	PERIODE	SS_{H_0}	SS_{-1}	SS_{-2}	LRT_{-1}	p_{-1}	LRT_{-2}	p_{-2}
1	1,0286	0,008963	−0,00001157	0,0141	−0,13371	0,0224348	45	0,5125	0,3573	0,4009	2,8233	0,095	1,8085	0,202
2	1,1834	0,006376	−0,00001129	−0,2218	−0,17195	0,0100808	99	1,5309	0,8177	0,9877	5,6683	0,016	3,5743	0,057
3	1,5834	−0,0005968	0,00001331	−0,25665	0,08425	0,0108680	92,01	0,74483	0,12138	0,12429	33,3864	0,000	32,4525	0,000
4	−1,8695	0,0339836	−0,00006412	0,12242	−0,34121	0,0066590	150,17	2,57991	1,48790	1,74039	4,7705	0,027	3,1354	0,077
4	−2,7575	0,0403000	−0,00007434	0,30821	−0,09402	0,0114628	87,24	2,57991	1,69507	1,74039	3,3930	0,065	3,1354	0,077
5	1,0110	0,0032433	0,00000774	−0,16559	0,25745	0,0068839	145,27	0,91275	0,15343	0,89485	32,1686	0,000	0,1300	0,879
6	0,9113	0,0128274	−0,00001990	−0,04192	−0,10098	0,0133616	74,84	0,21248	0,11636	0,18008	5,3691	0,019	1,1696	0,341
7	0,6204	0,0158238	−0,00002239	−0,09327	0,01369	0,0292950	34,14	0,22644	0,15245	0,17065	3,1549	0,076	2,1252	0,159
8	−0,2561	0,0201482	−0,00003818	0,16733	−0,41944	0,0044033	227,10	0,90264	0,32877	0,78496	11,3457	0,001	0,9744	0,403

Falls kein p-Wert $< 0,1$ war, wurden die Werte mit der besten Anpassung aufgeführt; d.h. die Werte mit der kleinsten Residuenquadratsumme der nichtlinearen Regression.

Ergebnisse

Die Interpretation der Ergebnisse wurde durch mögliche Oberschwingungen erschwert; d.h. die geschätzte Frequenz war nicht ohne weiteres von der Frequenz einer Oberschwingung unterscheidbar.

Hunde Nr. 7–12

Die Anpassung an die gemessenen Morphinkonzentrationen (Tabelle 14) der Hunde Nr. 7 und 8 war gut, und die geschätzte Periode der Schwingungen betrug 83 bzw. 77 min. Die Anpassung bei den Hunden Nr. 10 und 12 war ebenfalls gut, allerdings war die geschätzte Periode von 30 min (Hund Nr. 10) in bezug auf die Zeitabstände der Messungen von 15 min zu klein und die geschätzte Periode von 116 min (Hund Nr. 12) bezüglich der Länge des betrachteten Zeitverlaufs von 165 min zu groß, um die Schwingungshypothese zu unterstützen. Die Anpassung bei den Hunden Nr. 9 und 11 war nicht zufriedenstellend. Eine Zusammenfassung der Ergebnisse zeigt Tabelle 22.

Hunde Nr. 13–18

a) Morphin. Die gemessenen Morphinwerte von Hund Nr. 17 (vgl. Tabelle 16a) waren vergleichsweise klein [Morphin (T) < 6 ng/ml]. Deshalb wurde auf eine Interpretation der Ergebnisse von Hund Nr. 17 verzichtet. Die durchgeführten Tests unterstützten bei Hund Nr. 13 (p = 0,05) und bei Hund Nr. 15 (p = 0,07) die Schwingungshypothese. Die Anpassung bei den Hunden Nr. 14 und 16 war ungenügend. Eine Zusammenfassung der Ergebnisse zeigt Tabelle 23a.

b) Somatostatin. Für die Datenanalyse der gemessenen Somatostatinkonzentrationen (vgl. Tabelle 16b) wurde dasselbe statistische Modell für die varianzstabilisierende Transformation (7) verwendet:

$$\log (1000 \cdot [\text{Somatostatin (T) ng/ml}] + 2,0). \tag{7}$$

Die Betrachtung der Residuen der nichtlinearen Regression ließ keine Modellverletzung erkennen. Ein Signifikanztest wurde nicht durchgeführt, da keine nahelie-

Tabelle 22. Zusammenfassung der Ergebnisse bei den Hunden Nr. 7–12

Hund Nr.	Periode	p-Wert der Anpassung	Wertung
7	83	0,011	Datenanalytische Schwingung
8	77	0,034	Datenanalytische Schwingung
9	61	0,257	Schlechte Anpassung
10	30	0,008	Periode zu klein
11	52	0,172	Schlechte Anpassung
12	116	0,009	Periode zu groß

gende A-priori-Frequenz gegeben war. Die Anpassung an die gemessenen Somatostatinkonzentrationen bei Hund Nr. 15 war gut, allerdings war die geschätzte Periode von 21 min in bezug auf die Zeitabstände der Messungen von 7,5 min zu klein, um die Schwingungshypothese zu unterstützen. Die Anpassung bei den Hunden Nr. 13, 14, 16, 17 und 18 war nicht zufriedenstellend. Eine Zusammenfassung der Ergebnisse befindet sich in Tabelle 23 b.

Patienten

Die durchgeführten Tests unterstützten bei Patient Nr. 3 ($p < 0,001$, s. auch Abb. 33 a), bei Patient Nr. 2 ($p = 0,058$) und bei Patient Nr. 4 ($p = 0,077$) die Schwingungshypothese. Die Anpassung bei den Patienten Nr. 5, 6 und 8 war ebenfalls gut, allerdings war die geschätzte Periode von 145 min (Patient Nr. 5, s. auch Abb. 33 b) und von 227 min (Patient Nr. 8) bezüglich der Länge des betrachteten Zeitverlaufs von 155 min zu groß. Die erreichte Anpassung bei den Patienten Nr. 1 (s. auch Abb. 33 c) und Nr. 7 war unbefriedigend. Eine Zusammenfassung der Ergebnisse befindet sich in Tabelle 24.

Diskussion

Eine explorative Datenanalyse der Zeitverläufe der Morphinkonzentrationen im Blut in der Resorptionsphase bei 6 Mischlingshunden (Hunde Nr. 6–12) ergab die Fragestellung, ob die gemessenen Schwankungen der Resorption des inhalierten Morphinaerosols durch periodische Schwingungen erklärbar sind. In verwandten Untersuchungen wurden beispielsweise Fluktuationen des Pupillendurchmessers von Ratten nach Morphinverabreichung beschrieben (Klemfuss et al. 1978; Adler et al. 1981) und Oszillationen der Somatostatinkonzentration bei Rhesusaffen beobachtet (Hansen et al. 1982).

Tabelle 23 a, b. Zusammenfassung der Ergebnisse bei den Hunden Nr. 13–18 **a** bzgl. der gemessenen Morphinkonzentrationen; **b** bzgl. der gemessenen Somatostatinkonzentrationen

a

Hund Nr.	Periode	p-Wert der Anpassung	p-Wert (F = 0,01)	Wertung
13	86	0,047	0,052	Schwingung signifikant
14	15	0,087	0,920	Schlechte Anpassung
15	93	0,070	0,071	Schwingung signifikant
16	66	0,067	0,567	Schlechte Anpassung

b

Hund Nr.	Periode	p-Wert der Anpassung	Wertung
13	50	0,159	Schlechte Anpassung
14	65	0,057	Schlechte Anpassung
15	21	0,002	Periode zu klein
16	27	0,072	Schlechte Anpassung
17	65	0,110	Schlechte Anpassung
18	28	0,090	Schlechte Anpassung

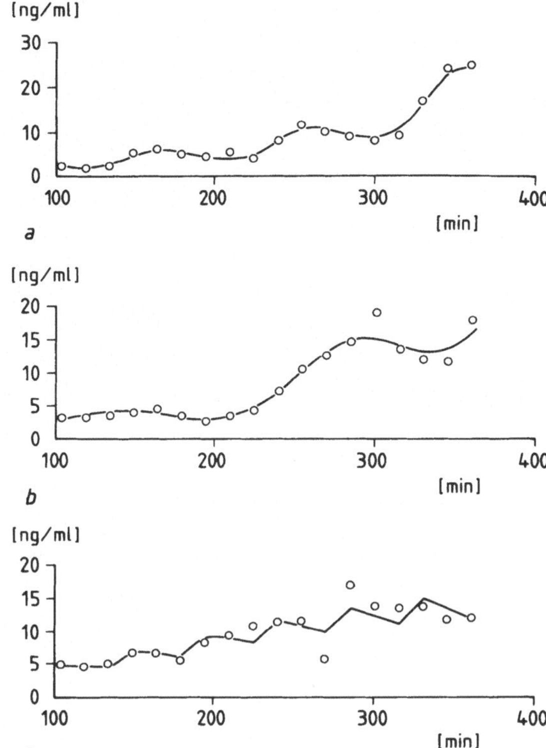

Abb. 33a–c. Morphinkonzentrationen (ng/ml) im Serum unter Infusion von 5 mg Morphin-HCl/h *(Symbol O)* und die Anpassung der nichtlinearen Regression *(durchgezogene Linie)* von **a** Patient Nr. 3, **b** Patient Nr. 5 und **c** Patient Nr. 1

Tabelle 24. Zusammenfassung der Ergebnisse bei den Patienten Nr. 1–8

Patient Nr.	Periode	p-Wert der Anpassung	p-Wert $(F = 0{,}01)$	Wertung
1	45	0,096	0,203	Schlechte Anpassung
2	99	0,017	0,058	Schwingung signifikant
3	92	0,000	0,000	Schwingung signifikant
4	87	0,065	0,077	Schwingung signifikant
5	145	0,000	0,879	Periode zu groß
6	75	0,020	0,341	Datenanalytische Schwingung
7	34	0,076	0,159	Schlechte Anpassung
8	227	0,001	0,403	Periode zu groß

Um die oben beschriebene Fragestellung zu untersuchen, wurden 2 weitere Serien von Inhalationsexperimenten durchgeführt (Hunde Nr. 13–18, Patienten Nr. 1–8). Die eine Serie wurde bei 6 Hunden durchgeführt, hierbei wurde der Abstand der Messungen von 15 auf 7,5 min reduziert. Des weiteren wurde zuerst Morphin verabreicht und im Anschluß das Experiment mit Somatostatin wiederholt. Hierbei betrug die Morphindosis 10 mg/h, der Initialbolus 10 mg; die Somatostatindosis 1 mg/h, der Initialbolus 1 mg. Die andere Serie (Patienten Nr. 1–8) wurde zur Verifikation des Tiermodells durchgeführt. Den Patienten wurde nur

Morphin verabreicht (5 mg Morphin-HCl/h). Der Abstand der Messungen betrug 15 min, die Resorptionsphase 6 h.

Die gemessenen Konzentrationen wurden mittels einer nichtlinearen Regression analysiert. Bei den Morphinkonzentrationen der Hunde Nr. 13–16 und der Patienten Nr. 1–8 wurde die Schwingungshypothese durch einen Signifikanztest überprüft. Die Schwingungshypothese wurde bei mehreren der betrachteten Hunde und Patienten belegt. Die individuellen Unterschiede lassen noch keinen allgemeingültigen Schluß zu. Des weiteren war das in der Datenanalyse verwendete Modell als Beschreibung des biologischen Zusammenhangs nicht ohne weiteres interpretierbar. Die Verursachung der Schwingungen im Verlauf der pulmonalen Resorption von Morphin und Somatostatin bleibt somit eine offene Frage und bedarf der weiteren Abklärung, auch ob ein Zusammenhang mit dem sog. Depoteffekt der Lunge (Bogner u. Grubb 1959; Schießle 1953) besteht.

Zusammenfassung

Die Morphin- und Somatostatinkonzentrationen im Serum von Hunden nach Inhalation entsprechender Aerosole wurde mittels einer nichtlinearen Regression analysiert und hinsichtlich des Auftretens oszillierender Serumkonzentrationen auf Signifikanz überprüft. Die Schwingungshypothese konnte bei mehreren Hunden belegt und durch Analyse von Morphinkonzentrationen im Serum bei mehreren Patienten bestätigt werden. Die individuellen Unterschiede lassen jedoch noch keinen allgemeingültigen Schluß zu.

5.3 Histologische Begutachtung von Organteilen

M. O. Vilain, S. Chrubasik, A. Delobelle-Deroide, H. Poppen, J. Meynadier, J. Cruz de la Torre Gonzales, H. Gautschi, B. Volk, K. Bonath, A. Demaille, J. Chrubasik

Ziel der Untersuchung war es, anhand einer Screeninguntersuchung zu ermitteln, ob unter der Inhalation eines Morphinaerosols bei Hunden histologische Veränderungen an Lunge, Leber, Niere und Gehirn auftreten und ob Somatostatin per Inhalation eventuelle histologische Veränderungen beeinflußt.

Methodik

Zur histologischen Untersuchung wurden Organteile der oben beschriebenen Hunde herangezogen (s. Tabelle 25). Diese hatten in Barbituratnarkose bei maschineller Beatmung mit Luft über den Inspirationsschenkel, 40 cm vom Tubus entfernt, ein Morphin- bzw. ein Somatostatinaerosol erhalten (s. Tabelle 26). Die Aerosollösungen wurden mit physiologischer Kochsalzlösung hergestellt. Die Zerstäubung erfolgte mit 5 l O_2/min. Der am distalen Tubusende gemessene O_2-Gehalt der Inspirationsluft betrug 69–73%, die relative Luftfeuchtigkeit um 80%. Nach Ablauf von 6 h wurden die Hunde mit 30 ml KCl 10% eingeschläfert. Aus der rechten Lunge wurde ein mandarinengroßes Gewebestück, aus Leber und Niere ein pflaumengroßes Gewebestück zur histologischen Untersuchung entnommen. Bei den Hunden Nr. 7–12 wurde außerdem das gesamte Gehirn herauspräpariert. Darüber hinaus lagen entsprechende Organteile von 5 Hunden (Hunde A–E) vor (s. Tabellen 25 und 26), bei denen die Versuchsanordnung wie bei den Hunden Nr. 7–12 ablief, aus technischen Gründen aber (durch Lithium-Heparin-Beschichtung der Röhrchen für die Blutentnahme) eine Morphinbestimmung im Serum nicht möglich war. Als Kontrolltiere (Ko_1, Ko_2, Ko_3) dienten 3 Hunde

Tabelle 25. Rasse und Gewicht der 2- bis 3jährigen männlichen Hunde, die in die Untersuchung einbezogen wurden

Hund Nr.	Rasse	Gewicht [kg]
1	Schäferhundmischling	29,5
2	Schäferhundmischling	27,0
3	Labradormischling	29,8
4	Irish-Setter-Mischling	26,0
5	Schäferhundmischling	26,2
6	Rottweilermischling	30,0
7	Beaglemischling	24,5
8	Schäferhundmischling	26,8
9	Labrador	26,5
10	Collie	25,2
11	Schäferhundmischling	27,6
12	Schäferhundmischling	25,5
13	Hovawartmischling	27,0
14	Husky	25,4
15	Schäferhundmischling	28,5
16	Schäferhundmischling	27,0
17	Boxer	25,3
18	Dobermann	30,0
A	Schäferhundmischling	25,0
B	Schäferhundmischling	28,5
C	Boxermischling	26,0
D	Terriermischling	24,3
E	Englischer Setter	28,0
Ko_1	Cockerspanielmischling	23,8
Ko_2	Bouviermischling	28,7
Ko_3	Schäferhundmischling	27,0

Tabelle 26. In das Zerstäuberreservoir applizierte, in physiologischer Kochsalzlösung gelöste Morphin- und Somatostatinmengen bei den einzelnen Versuchen

Zeit [h]	0–3		3–6	
Hund Nr.	Morphin-HCl		Somatostatin	
	Initialbolus 2 ml	Infusion 2 ml/h	Initialbolus 2 ml	Infusion 2 ml/h
1–6	5 mg	5 mg/h	1 mg	1 mg/h
13–18	10 mg	10 mg/h	1 mg	1 mg/h
7–12 A–E	10 mg	10 mg/h	Normale Luftatmung	

(s. Tabelle 25), die in Barbituratnarkose über 6 h mit Luft maschinell beatmet wurden (O_2-Gehalt der Inspirationsluft 21%; Luftfeuchtigkeit um 33%).

Die Anzahl zur histologischen Untersuchung genommener Gewebeteile ist Tabelle 27 zu entnehmen. Die Gewebeteile wurden in 10%igem Formalin fixiert. Nach Einbettung in Paraffin wurden Schnitte von 5–6 µm angefertigt. Diese wurden mit Haematoxilin-Eosin angefärbt, die Hirnschnitte zusätzlich noch nach der Methode von Klüver-Barrera. Die lichtmikroskopische Begutachtung der Lungen-, Leber- und Nierenschnitte erfolgte durch dieselbe Pathologin.

Histologische Veränderungen und Diskussion

Auch bei den Kontrolltieren unter der maschinellen Beatmung mit Luft wurden geringe histologische Lungenveränderungen gesehen, z. B. eine diskrete Verdickung der Interalveolarsepten durch Leukozytenansammlungen, jedoch unterhalb des als pathologisch erachteten Ausmaßes ≥ 2.

Unter der Morphinaerosolinhalation waren die Veränderungen sehr viel ausge-

Tabelle 27. Anzahl der untersuchten Gewebestücke aus verschiedenen Organen nach Inhalation eines Morphin- und Somatostatinaerosols über je 3 h bei den Hunden Nr. 1–6 und 13–18 und nach Inhalation eines Morphinaerosols über 3 h und anschließender Luftatmung bei den Hunden Nr. 7–12 und A–E

Hund Nr.	Organ			
	Lunge	Leber	Niere	Gehirn
Ko_1	3	1	2	2
Ko_2	6	2	2	2
Ko_3	7	1	2	
1	3	1	2	
2	6	2	2	
3	3	2	2	
4	3	2	2	
5	3	2	2	
6	3	2	2	
7				2
8				2
9	3	0	0	2
10	2	0	0	2
11	3	0	0	2
12	2	0	0	2
13	6	3	2	
14	5	3	2	
15	6	3	2	
16	6	3	2	
17	5	3	2	
18	6	3	2	
A	3	3	1	2
B	3	3	1	2
C	8	3	3	2
D	4	3	1	2
E	6	2	1	2

prägter. Bei 8 der 9 zur Untersuchung herangezogenen Hunde wurde die Septum-
verdickung durch Leukozyteneinwanderung bei Blutstase als pathologisch begutachtet. Die entzündlichen Elemente waren sowohl in den Septen wie um die
Gefäße heterogen verteilt, auch in einiger Entfernung von den bronchovaskulären
Stämmen, obwohl sie mit zunehmender Entfernung geringer ausgeprägt waren.
Darüber hinaus fanden sich bei 6 Hunden ubiquitär entzündliche Granulome, bei
3 Hunden auch perivaskulär (s. Tabelle 28). Histologische Veränderungen im
Sinne einer Vaskularisierung, bronchialer Alteration, Schleimpfropfen oder einer
hämorrhagischen Alveolitis wurden nicht diagnostiziert.

Die Lungenveränderungen waren bei den Hunden, die zuerst das Morphinaerosol und anschließend das Somatostatinaerosol erhalten hatten, in Abhängigkeit
von der inhalierten Morphindosis seltener und geringer ausgeprägt (s. Tabelle 28).

Bei der organschädigenden Wirkung des Morphinaerosols muß zwischen der
aufgrund der Einatmung von etwa 70%igem O_2 und der aufgrund der Einatmung
des Morphin-Kochsalz-Aerosols differenziert werden. Schon nach 2- bis 3stündi-
ger maschineller O_2-Beatmung können bei Hunden schwere Lungenveränderungen wie Blutungen, Atelektasen und ein Emphysem auftreten. Die histologischen
Veränderungen bei Beatmung mit Raumluft sind dagegen nur gering (Löhr 1958).
Bei Hunden werden durch den Sauerstoff primär die membranösen Alveolarzellen geschädigt und erst bei längerer O_2-Exposition die Gefäßendothelien (Coalson

Tabelle 28. Anzahl der Hunde mit den lichtmikroskopisch diagnostizierten Lungenveränderungen. Hunde Nr. 1-6 und 13-18 waren über 3 h einer Morphinaerosolinhalation und im Anschluß
über weitere 3 h einer Somatostatinaerosolinhalation ausgesetzt, Hunde Nr. 7-12 und A-E über
3 h einer Morphinaerosolinhalation und im Anschluß über weitere 3 h normaler Luftatmung.
(Skala *0-4; 0* keine Veränderungen, *4* massivste Veränderungen; Veränderungen ≥ 2 pathologisch)

	Verdickung der Interalveolarsepten					Tierzahl
Skala	0	1	2*	3	4	
Kontrollhunde	1	2	0	0	0	3
Hund Nr. 1-6	3	1	2	0	0	6
Hund Nr. 13-18	1	2	2	1	0	6
Hund Nr. 7-12 + A-E	0	1	5	2	1	9

	Perivaskuläre Entzündungsherde					Tierzahl
Skala	0	1	2*	3	4	
Kontrollhunde	1	2	0	0	0	3
Hund Nr. 1-6	4	2	0	0	0	6
Hund Nr. 13-18	6	0	0	0	0	6
Hund Nr. 7-12 + A-E	3	3	3	0	0	9

	Hämorrhagien	Entzündliche Granulome	Tierzahl
Kontrollhunde	0	0	3
Hund Nr. 1-6	0	0	6
Hund Nr. 13-18	1	2	6
Hund Nr. 7-12	1	6	9

et al. 1971). Die Sauerstoffschädigung manifestiert sich in einer Hyperämie der Lungenkapillaren, einem interstitiellen und intraalveolären Exsudat, interstitiellen und intraalveolären Leukozyteninfiltraten (polymorphkernige Leukozyten oder Monozyten) und in einer Alveolarzellhyperplasie und -desquamation (Binger et al. 1927; Paine et al. 1941). Spezifisch für die Einwirkung von Sauerstoff sind auch sog. hyaline Membranen der Alveolen in mäßigem Umfang. Ob das Vorkommen einer vakuoligen Degeneration der Alveolarzellmitochondrien sauerstoffspezifisch ist (s. Abb. 34; Schulz 1956), bleibt weiteren Untersuchungen vorbehalten (Treciokas 1959). Die genannten Veränderungen bildeten sich bereits innerhalb von 2 h unter Inhalation von 95–100%igem O_2 aus, bei Einatmung von 75–80%igem O_2 nach etwa einer Woche; sie waren reversibel und 2 Wochen nach der Exposition nicht mehr nachweisbar. Im Einzellfall ist die O_2-Toleranz jedoch bei den Hunden sehr verschieden (Paine et al. 1941).

Die in Tabelle 28 zusammengefaßten, unter der Morphinaerosoleinatmung aufgetretenen histologischen Veränderungen fanden sich ausschließlich interstitiell und nicht alveolär, so daß dem Sauerstoff bei der Einatmung des mit O_2 zerstäubten Morphinaerosols (O_2-Gehalt unter 75%) wohl kaum eine kausale Bedeutung bei der Auslösung der Lungenschädigung zukommen kann.

Während die pulmonale Instillation einer Kochsalzlösung eine schädigende Wirkung auf das Surfactantprotein besitzt (Huber u. Finley 1965; Johnson et al. 1964), fand sich klinisch nach 6stündiger Inhalation eines Kochsalzaerosols (NaCl 0,9%) kein Hinweis für eine Lungenschädigung (Modell et al. 1966). Nach 3tägiger Kochsalzaerosolzufuhr wurden hingegen schwere Veränderungen wie entzündliche Infiltrate, Atelektasen, fokale Hämorrhagien und Proteinexsudate gefunden. Dennoch war die Surfactantaktivität nur minimal verändert (s. Tabelle 3; Modell et al. 1967; Shakoor et al. 1968). Da nach Inhalation von destilliertem Wasser weit geringere histologische Veränderungen nachweisbar waren, wurde vermutet, daß Molarität und/oder Dissoziationsgrad der zerstäubten Lösung der entscheidende Faktor für die histologischen Lungenveränderungen sind (Modell et al. 1967). Unsere Untersuchung unterstützt eher letzteres, da die Morphin-HCl-Lösung mit einem pH-Wert von 3,3 (5 mg Morphin-HCl/2 ml 0,9%ige Kochsalzlösung) und 3,2 (10 mg Morphin-HCl/2 ml 0,9%ige Kochsalzlösung) nur gering hyperton war (s. Tabelle 29). Darüber hinaus ist es fraglich, ob in destilliertem Wasser gelöstes Morphin als Lösung zur Aerosolinhalation vorteilhafter wäre, da bei endotrachealer Instillation einer hypotonen Lösung die arterielle O_2-Sättigung verschlechtert wurde (Greenberg et al. 1982).

Da die histologischen Veränderungen nach der der Morphinaerosolinhalation folgenden Somatostatinaerosolinhalation deutlich geringer waren (s. Tabelle 28), müssen die bereits eingetretenen, durch das Morphin-Kochsalz-Aerosol hervorgerufenen histologischen Veränderungen im Sinne einer Rückbildung beeinflußt worden sein. Es ist bekannt, daß Hormone (z. B. Thyroxin, Adrenalin, Insulin, Kortison) die Sauerstofftoleranz herabsetzen, andererseits durch Schilddrüsen- und Hypophysenexstirpation oder eine Adrenalektomie die Sauerstofftoleranz vergrößert werden kann (Bean u. Smith 1953; Campbell 1937a; Campbell 1937b; Campbell 1938; Gershman et al. 1954, 1955; Smith u. Bean 1955; Smith et al. 1960; Yam u. Roberts 1979). Da das Tetradekapeptid Somatostatin die Freisetzung vieler Hormone inhibitorisch beeinflußt (Hall et al. 1973; Mandarino et al. 1981;

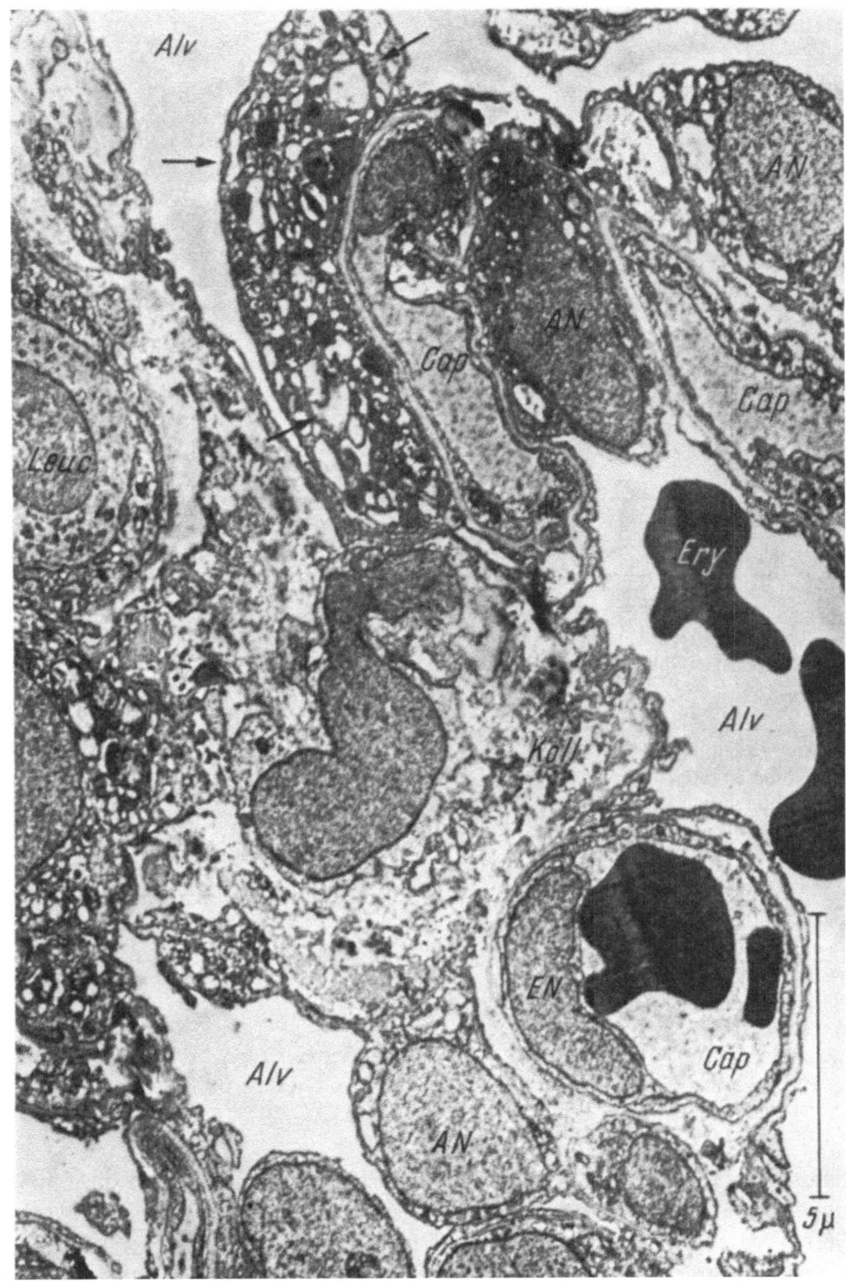

Abb. 34. Hundelunge, 2,5 h nach künstlicher Beatmung mit 90% O_2 bei offenem Thorax. Vakuolige Transformation der Mitochondrien im Alveolarepithel *(Pfeil)*; *Alv* Lungenalveolen; *AN* Zellkerne der Alveolarepithelien; *Cap* Lichtungen der Lungenkapillaren; *EN* Zellkerne der Epithelien; *Koll* kollagene Fasern im Alveolarseptum; *Ery* Erythrozyten; *Leuc* Leukozyten. (Mod. nach Löhr 1958)

Tabelle 29. Die Osmolalitäten und pH-Werte der zur Aerosolbehandlung * bei den Hunden und klinisch zur postoperativen Schmerzbehandlung genutzten Lösungen

Substanz	Osmolalität	pH-Wert
5 mg Morphin-HCl		
* in 2 ml 0,9% NaCl	297	3,3
in 2 ml destilliertem Wasser	159	
10 mg Morphin-HCl		
* in 2 ml 0,9% NaCl	290	3,2
in 2 ml destilliertem Wasser	156	
1 mg Somatostatin		
* in 2 ml 0,9% NaCl	327	5,1
in 2 ml destilliertem Wasser	22	
0,75 mg Morphin-HCl in 5 ml 0,9% NaCl	272	4,0
1,5 mg Morphin-HCl in 5 ml 0,9% NaCl	279	3,7
0,9% Kochsalzlösung	288	6,4

Tabelle 30. Vergleich verschiedener physiologischer Parameter von Mensch und Hund (Mod. nach Morrow u. Gibb 1958)

	Mensch		Hund	
Lungengewicht [g/100 g KG]	1,0	(0,7–1,5)	0,94	
Atemvolumen [ml]	504	(285–895)	176	(90–434)
Atemvolumen [ml/kg KG]	8	(4–16)	10	(6–23)
Atemminutenvolumen [l]	6	(4–11)	3	(2–8)
Atemfrequenz/min	12	(6–20)	18	(8–38)
Atemvolumen ↑ Aerosoldeposition		↑		↑
Atemfrequenz ↑ Aerosoldeposition		↓		↓
Atemströmung ↑ Aerosoldeposition		↑		↑
Gesamtablagerung [%] eines NaCl-Aerosols bei Partikelgröße von 0,04 μm	63,4	(52–79)	66,5	(32–94)

Schusdziarra 1983; Vale et al. 1974) wäre es möglich, daß es auf diesem Weg eine lungenprotektive Wirkung besitzt. Es bleibt weiteren Untersuchungen vorbehalten, diese Vermutung statistisch abzusichern.

Bei den durch das Morphin-Kochsalz-Aerosol ausgelösten, interstitiell entzündlichen Lungenveränderungen muß differentialdiagnostisch das Vorliegen einer Hypersensibilitätspneumonie (Katzenstein u. Askin 1982; Burke et al. 1977) diskutiert werden, einer interstitiellen Entzündung aufgrund einer allergischen Pneumopathie. Auch eine lymphoide interstitielle Pneumonie muß in Betracht gezogen werden, obwohl dies wenig wahrscheinlich ist, da die Läsionen weniger diffus und nicht punktförmig waren, auch existierten keine deutlich keimhaltigen Zentren.

Darüber hinaus muß eine interstitielle allgemeine Pneumonie oder eine diffuse interstitielle fibröse Pneumonie im Anfangsstadium differentialdiagnostisch diskutiert werden. Gegen diese Hypothese sprechen jedoch die Abwesenheit einer Alveolarzellhyperplasie und die Abwesenheit von alveolären Alterationen. Da letztere jedoch inkonstant vorkommen, könnte es sich aber um ein Frühstadium handeln. Bei Hund E wurde eine fibrinöse, kollagene subpleurale Veränderung gesehen. Aufgrund dieser Einzelbeobachtung kann jedoch keine allgemeingültige Aussage gemacht werden.

Da verschiedene physiologische Parameter von Hund und Mensch ähnlich sind (s. Tabelle 30), eignen sich Hunde i. allg. gut zu Aerosolinhalationsstudien (Tenney u. Remmers 1963). Dennoch muß berücksichtigt werden, daß beim Hund der Pharynxraum und die Trachea verhältnismäßig größer sind und daß sich die Ventilationscharakteristiken der Spezies unterscheiden (Morrow u. Gibb 1958). Auch darin, daß durch Sauerstoff primär die Alveolarzellen geschädigt werden, unterscheidet sich die Spezies Hund von den Primaten, bei denen primär – im Elektronenmikroskop nachweisbar – eine Schwellung der Endothelzellen auftritt sowie ein interstitielles Ödem. Es folgt eine Schädigung der Alveolarzellen vom Typ I

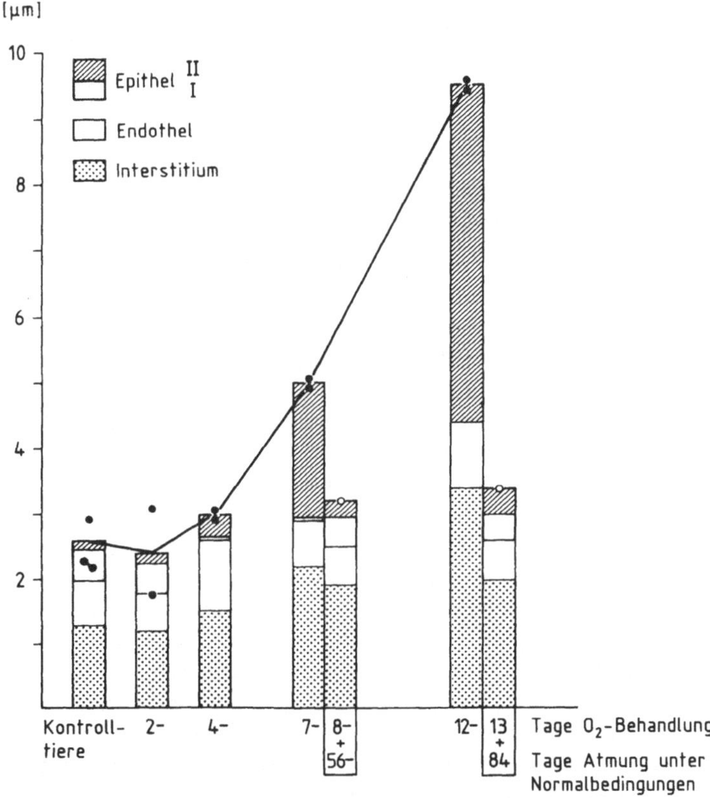

Abb. 35. Veränderungen der Typ-I- und Typ-II-Alveolarepithelzellen sowie des interstitiellen Raumes bei zunehmender Exposition in reinem O₂ und das Regenerationsvermögen bei anschließender Luftatmung. (Mod. nach Kapanci et al. 1969)

mit Ausbildung eines intraalveolären Ödems, Hämorrhagien und hyalinen Membranen (sog. exsudative Phase, am ausgeprägtesten 4 Tage nach der Exposition; Kapanci et al. 1969). Nach 5- bis 7tägiger O_2-Exposition bildet sich bei Primaten eine interstitielle Fibrose aus und eine granuläre Alveolarzellhyperplasie der Typ-II-Zellen (sog. proliferative Phase mit ausgeprägter Verdickung der Luft-Blut-Barriere; die Typ-I-Zellen sind in diesem Stadium nahezu vollständig destruiert (s. Abb. 35; Kaplan et al. 1969; Robinson et al. 1967). Die granulär veränderten Alveolarzellen vom Typ II enthalten Enzyme, die z. B. Superoxidanione zu metabolisieren vermögen (Cross 1974) und den Organismus so vor den Einwirkungen des Sauerstoffs schützen (Crapo 1975; Kimball et al. 1976). Die proliferativen Veränderungen sind am ausgeprägtesten 12 Tage nach der O_2-Exposition. Nach Absetzen der O_2-Zufuhr sind die histologischen Veränderungen größtenteils reversibel, wobei sich die granulären Alveozyten in der Regenerationsphase in normale membranöse Alveozyten (Typ I) transformieren (Adamson u. Bowden 1974; Gould et al. 1972).

Das Ergebnis der Untersuchung gibt den Hinweis, daß bei der Inhalation von 0,25–0,5%igen Morphin-Kochsalz-Lösungen auch beim Menschen organische Lungenveränderungen auftreten könnten. Die klinisch zur Morphinaerosolbehandlung bei Patienten genutzten Morphinlösungen wurden daher um eine Zehnerpotenz niedriger konzentriert (0,02–0,03%), wodurch sich der pH-Wert der Lösungen etwas zum Neutralen verschob (s. Tabelle 29). Außerdem wurde der klinische Behandlungszeitraum auf 12 h begrenzt. Obwohl angenommen werden kann, daß eventuelle histologische Lungenveränderungen reversibel sind, sollte vor einem zeitlich nicht limitierten klinischen Einsatz der Morphinaerosolbehandlung zum Erzielen einer systemischen, analgetischen Wirkung das Ausmaß der möglichen lungengewebsschädigenden Wirkung genauer abgeklärt werden.

Bei der histologischen Begutachtung der Leberpräparate fanden sich bei 2 Kontrollhunden subnormale bzw. normale Organe, in einem Fall lag ein Leberabszeß vor.

Zur histologischen Begutachtung lagen Leberschnitte von 5 Hunden nach Morphinaerosolinhalation (Hunde Nr. 7–12 und A–E) vor. Alle Organe waren pathologisch im Sinne einer Schockleber verändert, bei 2 dieser 5 Organe lag außerdem eine infektiöse Hepatitis vor. Bei allen diesen Hunden wurden ebenfalls pathologisch verdickte Interalveolarsepten diagnostiziert, darüber hinaus bei 3 Hunden entzündliche pulmonale Granulome.

Die Leber war bei 4 der Hunde Nr. 1–6 normal bis subnormal. Nur bei einem Tier wurden Zeichen einer infektiösen Leberentzündung und/oder Schockleber diagnostiziert (dieser Hund litt an einer renalen Parsitose), bei einem anderen Tier fanden sich diskrete entzündliche Veränderungen und punktförmige Nekrosen unklarer Ätiologie. Zusammenfassend ergab sich, daß die histologischen Leber-Veränderungen bei den Hunden Nr. 7–12 und A–E am gravierendsten ausgeprägt waren, ein Zusammenhang zwischen den Leberveränderungen und dem Lungenbefund scheint wahrscheinlich. Vermutlich entstanden die Leberveränderungen sekundär aufgrund der pulmonalen Funktionsstörung.

Die Nieren der Kontrollhunde waren alle subnormal bis normal. Bei den Hunden Nr. 7–12 und A–E war nur eines der 5 zur Untersuchung herangezogenen

Organe im Sinne einer tubulären Nephritis verändert. Dieses stammte von einem Hund, dessen Lunge und Leber ebenfalls pathologisch verändert waren. Hingegen waren Lunge und Leber zweier Hunde aus der Gruppe Nr. 1–6 mit tubulärer Nephritis histologisch unauffällig. Bei dem Hund der Gruppe Nr. 13–18, der einen pathologischen Nierenbefund hatte (tubuläre Nephritis oder septische Pyelonephritis), bestand jedoch auch ein pathologischer Lungenbefund. Es scheint daher wenig wahrscheinlich, daß die Nierenveränderungen mit den Lungen- bzw. Leberveränderungen in Zusammenhang stehen.

Die Hirnschnitte der Kontrollhunde zeigten ein geringgradiges Ödem und disseminierte Zellschrumpfungen in einzelnen Rindenschichten sowie periaquäduktal spongiotische Markveränderungen, insgesamt aber Artefakte wie sie bei Präparationen vorkommen. Bei den Hunden Nr. 7–12 und A–E fanden sich ähnliche Artefakte, ohne daß sich ein Unterschied zu den Kontrollhirnen verifizieren ließ bzw. opiatspezifische Veränderungen erkennbar waren.

Zusammenfassung

Anhand einer Screeninguntersuchung wurde festgestellt, daß bei Hunden durch eine 3stündige Inhalation eines Morphinaerosols aus einer mit 5 l O_2/min zerstäubten 0,5%igen Morphin-HCl-Kochsalzlösung (Osmolalität 290, pH 3,2; O_2-Gehalt der Inspirationsluft 69–73%) histologische Lungenveränderungen wie eine Verdickung der Interalveolarsepten, perivaskuläre Entzündungen und entzündliche Granulome hervorgerufen werden. Es wird vermutet, daß die Kombination Sauerstoff und saure Morphin-HCl-Kochsalzlösung Ursache der gewebsschädigenden Wirkung ist, da der O_2-Gehalt der Inspirationsluft bei der kurzen Expositionszeit unterhalb des als toxisch bekannten Bereichs lag. Durch anschließende 3stündige Inhalation eines 0,05%igen Somatostatin-Kochsalz-Aerosols (Osmolalität 327, pH 5,1) wurden die durch eine 0,25%ige bzw. 0,5%ige Morphin-HCl-Kochsalz-Aerosolinhalation ausgelösten Lungenveränderungen im Sinne einer Rückbildung beeinflußt. Das Tetradekapeptid Somatostatin könnte daher – ähnlich wie eine Hypophysen- oder Schilddrüsenexstirpation – eine lungenprotektive Wirkung besitzen. Während die Leberveränderungen in einer gewissen Korrelation zum Lungenbefund standen, wurden die Organveränderungen in den Nieren- und Gehirnpräparaten nicht als unmittelbare Folge der Morphinaerosolinhalation interpretiert.

6 Tierexperimentelle Untersuchungen bei Ratten zur Inhalation von Morphin- und Somatostatinaerosolen*

6.1 Histologische Begutachtung der Organteile

M. O. Vilain, S. Chrubasik, A. Delobelle-Deroide, H. Poppen, J. Meynadier, K. Bonath, A. Demaille, J. Chrubasik

Ziel der Untersuchung war es, zu ermitteln, ob bei Ratten unter mehrstündiger Inhalation von Morphin- und Somatostatinaerosolen histologische Organveränderungen an Lunge, Leber und Niere auftreten.

Methodik

Zur histologischen Untersuchung wurden die Organe von 144 weiblichen Ratten (Körpergewicht etwa 300 g) herangezogen. 24 Ratten wurden zu je 6 in einer Tierbox der Inhalation eines Morphinaerosols, 36 Ratten der Inhalation eines Somatostatinaerosols ausgesetzt. Nach einem Initialbolus von 0,3 mg Morphin-HCl/ 100 g KG bzw. 0,08 mg Somatostatin/100 g KG in 2 ml 0,9%iger Kochsalzlösung wurde mittels eines Perfusors 0,3 mg Morphin-HCl/100 g KG bzw. 0,08 mg Somatostatin/100 g KG in 2 ml 0,9%iger Kochsalzlösung/h in das Zerstäuberreservoir des „Cirrus Nebulizer" infundiert. Durch die Zufuhr von 5 l O_2/min in das Zerstäuberreservoir entstand ein Aerosol mit Partikeln um 5 μm. Zwei Luftablaßöffnungen in der Tierbox verhinderten das Entstehen von Überdruck in der Kammer. Sauerstoffgehalt, relative Luftfeuchtigkeit und Temperatur in der Tierbox bei den einzelnen Versuchen sind der Tabelle 31 zu entnehmen.

In Kontrollversuchen erhielten die Ratten in der gleichen Versuchsanordnung mit 5 l O_2/min zerstäubte 0,9%ige Kochsalzlösung (2 ml/h; n = 24), mit 5 l Luft/ min zerstäubte 0,9%ige Kochsalzlösung (2 ml/h; n = 24) bzw. 5 l O_2/min (n = 24). Außerdem waren 12 Ratten normaler Luftatmung ausgesetzt. Nach Ablauf von 12 oder 24 h wurden die Ratten entweder sofort oder erst nach Ablauf von 3 Tagen getötet:

- Ratten 12 h in der Box - sofort getötet,
- 12 h in der Box - nach 3 Tagen getötet,
- 24 h in der Box - sofort getötet,
- Ratten 24 h in der Box - nach 3 Tagen getötet.

* Mit teilweiser Unterstützung des „Comité départemental du nord de la ligue française contre le cancer".

Tabelle 31. Relative Luftfeuchtigkeit, O_2-Gehalt und Temperatur in der Tierbox unter der Kochsalzaerosolexposition und der O_2-Atmung. Durch Zusatz von Morphin und Somatostatin zur mit 5 l O_2/min zerstäubten Kochsalzlösung änderten sich die Werte nicht

Exposition	Relative Luftfeuchtig-keit [%]	Sauerstoff-gehalt [%]	Temperatur [°C]
0,9% NaCl + 5 l O_2/min	86–87	94–97	23–24
0,9% NaCl + 5 l Luft/min	86–87	21–22	23–24
5 l O_2/min	10–11	94–97	23–24

Das Töten der Tiere erfolgte durch Dekapitation. Nach Eröffnen der Bauchhöhle in der Medianlinie wurden die Rippen beidseitig des Brustbeins mit einer Schere durchtrennt, so daß das Sternum nach kranial geklappt werden konnte. Die halbe Leber, die Lunge und die rechte Niere wurden vorsichtig entnommen und in zuvor beschriftete, mit 10%iger Formaldehydlösung gefüllte Plastiknäpfchen eingelegt. Nach Einbettung in Paraffin erfolgte die Anfertigung von Schnitten (5–6 μm). Die Schnitte wurden mit Hämatoxilin-Eosin gefärbt und lichtmikroskopisch begutachtet. Zur statistischen Auswertung wurde der χ^2-Test herangezogen.

Histologische Veränderungen und Diskussion

Auch bei den „Normaltieren" unter Luftatmung waren geringe histologische Lungenveränderungen nachweisbar. Unter den Aerosolexpositionen und der O_2-Inhalation hatte das Ausmaß der Lungenveränderungen aber in Relation zur Dauer der Exposition (12 oder 24 h) erheblich zugenommen (s. Tabelle 32 a–d). Die histologischen Veränderungen manifestierten sich in Hämorrhagien und Verdickung der Interalveolarsepten durch Zellinfiltrationen entzündlicher Art ohne Desquamation bzw. Exsudat in Alveolarlumina. Fibrosekollagen wurde nicht gesehen. Darüber hinaus wurden intraparenchymatöse, entzündliche, polymorphe Granulome gesehen, v.a. subpleural. Perivaskulär waren sowohl entzündliche Infiltrate aus Lymphozyten, Plasmozyten und Histiozyten sowie Infiltrationen aus Eosinophilen und Neutrophilen sowie Mastozyten und einigen schaumigen Makrophagen zu sehen. An einigen Stellen fanden sich voluminöse Zellen mit einem großen Kern (Zentroblasten oder Immunoblasten?, z.T. in Mitose). Nur ausnahmsweise wurden multinukleäre Zellen gesehen. Die Größe und Anzahl der Granulome war variabel und nicht immer von interalveolären Zellreaktionen begleitet. In den Kapillaren der Alveolarsepten waren gelegentlich Mikrothromben nachweisbar.

Obwohl die Empfindlichkeit auf O_2 i. allg. mit abnehmender Größe der Tierart zunimmt (Pflesser 1937), vertragen Ratten und Mäuse O_2-Atmung relativ besser als andere Kleintiere (Achard et al. 1927; Binet et al. 1939; Binger et al. 1927; Pichotka 1941). Während bei Meerschweinchen, Kaninchen und Katzen in einer Kammer unter 80–97% O_2 bei normalem Luftdruck und einer Temperatur von 19–21 °C Müdigkeit, Freßunlust und zunehmende Dyspnoe bis hin zum Tod der Tiere beobachtet wurde, verhielten sich Ratten und Mäuse unauffällig (Boykott u. Oakley 1932; Clamann et al. 1940). Die Sektion eine Woche nach der Exposition ergab bei Ratten und Mäusen keinen pathologischen Befund, während bei den verstorbenen anderen Tieren ein Lungenödem, Bronchopneumonien und Nekro-

Tabelle 32a–d. Unter den verschiedenen Aerosolexpositionen und unter O_2- und Luftatmung lichtmikroskopisch bei den Ratten diagnostizierte Lungenveränderungen (*Skala 0–4; 0* keine Veränderung, *4* massivste Veränderung; *Veränderungen $\geqslant 2$ pathologisch). **a** Hämorrhagien, **b** Verdickungen der Alveolarsepten, **c** perivaskuläre Entzündungen, **d** entzündliche Knötchen, Mikrothromben und Eosinophilie

a Inhalat	Dauer der Inhalation	Hämorrhagie					Tiere (n)
		0	1	2*	3	4	
NaCl	12 h	3	1	2			6
+ Sauerstoff	12 h + 3 Tage	4	2				6
+ Morphin	24 h	4	1	1			6
	24 h + 3 Tage	6					6
NaCl	12 h	4	2				6
+ Sauerstoff	12 h + 3 Tage	3	1	1	1		6
+ Somatostatin	24 h	6	4	1	1		12
	24 h + 3 Tage	8	2	2			12
NaCl + Sauerstoff	12 h		2	2	2		6
	12 h + 3 Tage	3	2		1		6
	24 h	3	1		2		6
	24 h + 3 Tage	2	2	1	1		6
NaCl + Luft	12 h	2		3	1		6
	12 h + 3 Tage	2	2	1	1		6
	24 h			4	2		6
	24 h + 3 Tage	3	2	1			6
Sauerstoff	12 h	4		2			6
	12 h + 3 Tage	2	1	3			6
	24 h			3	2	1	6
	24 h + 3 Tage	3	1	1	1		6
Luft	24 h	4		1	1		6
	96 h	3	1		2		6

b Inhalat	Dauer der Inhalation	Verdickung der Interalveolarsepten					Tiere (n)
		0	1	2*	3	4	
NaCl	12 h	3	1	1		1	6
+ Sauerstoff	12 h + 3 Tage	1	1	4			6
+ Morphin	24 h			4	2		6
	24 h + 3 Tage			5	1		6
NaCl	12 h			6			6
+ Sauerstoff	12 h + 3 Tage	1	1	4			6
+ Somatostatin	24 h		5	5	2		12
	24 h + 3 Tage	3	7	2			12
NaCl + Sauerstoff	12 h		3	1	2		6
	12 h + 3 Tage	1	1	1	3		6
	24 h		2	1	3		6
	24 h + 3 Tage		1	2	3		6
NaCl + Luft	12 h	2	4				6
	12 h + 3 Tage	2	4				6
	24 h	1	1	3	1		6
	24 h + 3 Tage		4	2			6
Sauerstoff	12 h		5	1			6
	12 h + 3 Tage	2	2	2			6
	24 h	4	1	1			6
	24 h + 3 Tage		3	3			6
Luft	24 h	4	2				6
	96 h	5	1				6

c

Inhalat	Dauer der Inhalation	Perivaskuläre Entzündungen					Tiere (n)
		0	1	2*	3	4	
NaCl	12 h	2	3				6
+ Sauerstoff	12 h + 3 Tage	2	4				6
+ Morphin	24 h			2	3	1	6
	24 h + 3 Tage			4	2		6
NaCl	12 h			4	2		6
+ Sauerstoff	12 h + 3 Tage		2	3	1		6
+ Somatostatin	24 h	1	4	2	5		12
	24 h + 3 Tage	2	7	3			12
NaCl + Sauerstoff	12 h	1		1	3	1	6
	12 h + 3 Tage	1	1	3	1		6
	24 h		3	2		1	6
	24 h + 3 Tage		2	3	1		6
NaCl + Luft	12 h		5		1		6
	12 h + 3 Tage	2	3	1			6
	24 h	1	2	3			6
	24 h + 3 Tage	2	3	1			6
Sauerstoff	12 h	1	4		1		6
	12 h + 3 Tage		6				6
	24 h	4	2				6
	24 h + 3 Tage	3	1	1	1		6
Luft	24 h	4	1	1			6
	96 h	5	1				6

d

Inhalat	Dauer der Inhalation	Entzündliche Knötchen	Mikro-thromben	Eosinophilie	Tiere (n)
		Anzahl der Ratten			
NaCl	12 h	1	1	1	6
+ Sauerstoff	12 h + 3 Tage	0	0	1	6
+ Morphin	24 h	3	0	0	6
	24 h + 3 Tage	4	0	2	6
NaCl	12 h	1	0	2	6
+ Sauerstoff	12 h + 3 Tage	2	0	0	6
+ Somatostatin	24 h	7	1	4	12
	24 h + 3 Tage	2	2	3	12
NaCl + Sauerstoff	12 h	2	0	0	6
	12 h + 3 Tage	1	0	2	6
	24 h	2	1	0	6
	24 h + 3 Tage	1	0	2	6
NaCl + Luft	12 h	1	1	1	6
	12 h + 3 Tage	2	0	2	6
	24 h	1	2	4	6
	24 h + 3 Tage	1	0	0	6
Sauerstoff	12 h	1	1	3	6
	12 h + 3 Tage	0	0	6	6
	24 h	0	3	1	6
	24 h + 3 Tage	0	0	3	6
Luft	24 h	1	0	3	6
	96 h	2	0	0	6

sen der Alveolarmembran diagnostiziert wurden, durch die die O_2-Aufnahme trotz des übermäßigen O_2-Angebots herabgesetzt worden war.

Bei Ratten kommt es innerhalb von 3 Tagen unter einer Exposition mit 98,5% O_2 bei normalem Luftdruck zu einer zunehmenden Verdickung der Trennschicht zwischen Luftraum und Blut, primär durch ein Ödem bedingt, das sekundär durch Zellen und Fibrin ersetzt wird. Dabei werden etwa 50% der Kapillaren zerstört, während das Alveolarepithel kaum Veränderungen aufweist (Kistler et al. 1967; Pariente et al. 1969). Erste histologisch erkennbare Veränderungen manifestieren sich dabei im Laufe des 2. Tages der O_2-Exposition. Nach 6 und 24 h waren lichtmikroskopisch noch keine Veränderungen nachweisbar (Kistler et al. 1966). Unter extremen Bedingungen (relative Luftfeuchtigkeit über 90% oder unter 20%, Außentemperaturanstieg auf 32 °C) ist aber auch bei Ratten die O_2-Toleranz herabgesetzt (Campbell 1937a; Hulpieu u. Cole 1944). Wie aus Tabelle 32 hervorgeht, lag lediglich unter der O_2-Atmung (O_2-Gehalt 94–97%, relative Luftfeuchtigkeit 10–11%) eine solche Extrembedingung vor, so daß dies erklären könnte, warum sich die O_2-Toxizität bereits innerhalb von 12 bzw. 24 h manifestierte. Als schädigendes Agens (Noxe) für die bei den anderen Tieren aufgetretenen histologischen Lungenveränderungen muß daher die Kochsalzaerosolexposition in Verbindung mit O_2 angesehen werden. Diese Veränderungen wurden durch Zusatz von Morphin bzw. Somatostatin zum Kochsalzaerosol nicht verändert (n. s.). Die Empfindlichkeit der Rattenlungen auf die Noxe war individuell sehr verschieden (s. Tabelle 32) (Boykott u. Oakley 1932; Smith 1899).

Es ist möglich, daß die Sakrifikation als Streßfaktor bei entsprechender spezifischer Empfindlichkeit die v. a. subpleural liegenden, disseminierten Hämorrhagien auslöste (Katzenstein 1976). Das Bronchialsystem war davon ausgenommen. Die entzündlichen Verdickungen der Interalveolarsepten korrespondieren am ehesten mit dem Bild einer allergischen Pneumopathie (Katzenstein u. Askin 1982). Eine solche Hypersensibilitätspneumonie wird i. allg. durch Allergene hervorgerufen, bei den Ratten in diesem Fall durch die Kombination von 0,9%iger Kochsalzlösung mit O_2. Der Befund ist gekennzeichnet durch das Nichtvorhandensein hyaliner Membranen und der deutlichen Differenzierbarkeit zur allgemeinen Alveolitis mit Ödemen und entzündlichen Infiltraten in den Alveolen. Zeichen einer Fibrose waren nicht vorhanden. Ratten neigen zu chronisch entzündlichen Atemwegserkrankungen, deren Ursache eine Autoimmunreaktion ist, z. B. auch auf Mykoplasma pulmonis (Bruns 1970). Die Lungenveränderungen sind z. T. sicher reversibel, denn nach 3tägiger Aerosolkarenz waren alle Veränderungen nicht mehr so gravierend ausgeprägt (s. Tabellen 32 und 33).

Bei den lichtmikroskopischen Begutachtungen der Leberschnitte fand sich kein Unterschied zwischen den Kontrolltieren und den Ratten, die per Inhalation Somatostatin oder Morphin erhalten hatten. Neben geringen hepatozellulären Veränderungen wurden gelegentlich eine geringe Dilatation der zentrolobulären Venen sowie kleine herdförmige Nekrosen in den Leberläppchen beobachtet. Bei einer Ratte aus der Gruppe, die mit 5 l Luft zerstäubte Kochsalzlösung über 24 h eingeatmet hatte, wurde ein Leberabszeß diagnostiziert (vermutlich eine interkurrente Infektion).

In den Nierenschnitten der Ratten, die mit O_2 zerstäubte Kochsalzlösung (mit und ohne Morphin bzw. Somatostatin) eingeatmet hatten, fand sich v. a. am Über-

Tabelle 33a–d. Zusammenfassung der histologischen Lungenveränderungen bei den Ratten unter den verschiedenen Aerosolexpositionen und unter der O_2- und Luftatmung. **a** Hämorrhagien, **b** Verdickung der Alveolarsepten, **c** entzündliche Noduli, **d** entzündliche perivaskuläre Infiltrate

a

Inhalation von	Hämorrhagien bei/von	[%]
O_2 + NaCl + Morphin	3/24	13
O_2 + NaCl + Somatostatin	6/36	17
O_2 + NaCl	9/24	38
Luft + NaCl	13/24	54
O_2	13/24	54
Luft	4/12	33

b

Inhalation von	Verdickte Alveolarsepten					
	gering <2	[%]	deutlich =2	[%]	ausgeprägt 3 oder 4	[%]
O_2 + NaCl + Morphin	2/24	8	14/24	58	4/24	17
O_2 + NaCl + Somatostatin	13/36	36	17/36	47	2/36	6
O_2 + NaCl	7/24	29	5/24	21	11/24	46
Luft + NaCl	13/24	54	5/24	21	1/24	4
100% O_2	11/24	46	7/24	29	0/24	0
Luft	3/12	25	0/12	0	0/12	0

c Entzündliche Noduli subpleural und/oder intraparenchymatös

Inhalation von	Entzündliche Noduli bei/von	[%]	Perivaskuläre Eosinophilen- infiltrate bei/von	[%]
O_2 + NaCl + Morphin	8/24	33	4/24	17
O_2 + NaCl + Somatostatin	12/36	33	9/36	25
O_2 + NaCl	6/24	25	4/24	17
Luft + NaCl	5/24	21	7/24	29
O_2	1/24	4	13/24	54
Luft	3/12	25	3/12	25

d Entzündliche perivaskuläre Infiltration

Inhalat	Veränderungen					
	gering <2 bei/von	[%]	deutlich =2 bei/von	[%]	ausgeprägt 3 oder 4 bei/von	[%]
O_2 + NaCl + Morphin	7/24	29	6/24	25	7/24	29
O_2 + NaCl + Somatostatin	13/36	36	12/36	33	8/36	22
O_2 + NaCl	6/24	25	9/24	38	7/24	29
Luft + NaCl	13/24	54	5/24	21	1/24	4
O_2	13/24	54	1/24	43	0/24	0
Luft	2/12	17	1/12	8	0/12	0

Tabelle 34. Häufigkeit einer tubulären Mikrolithiasis bei den Ratten unter den verschiedenen Aerosolexpositionen und unter der O_2- und Luftatmung

Inhalat von	Veränderungen bei/von	[%]
Luft	0/12	0
100% O_2 + NaCl	20/24	83
100% O_2	1/24	4
Luft + NaCl	1/24	4
100% O_2 + NaCl + Somatostatin	36/36	100
100% O_2 + NaCl + Morphin	24/24	100

gang Mark-Rinde eine sehr ausgeprägte tubuläre Mikrolithiasis (s. Tabelle 34). Die Glomerula waren nicht verändert, und vaskuläre Veränderungen, wie z. B. Mikrothrombi, wurden nicht nachgewiesen.

Zusammenfassung

Um das Ausmaß histologischer Schäden an Lunge, Leber und Niere nach Aerosolinhalationen zu erfassen, wurden Organschnitte von 144 Ratten lichtmikroskopisch beurteilt. 24 Ratten wurden zu je 6 in einer Tierbox der Inhalation eines Morphinaerosols (Zerstäuberlösung: 0,3 mg Morphin-HCl/100 g KG in 2 ml 0,9%iger Kochsalzlösung; 2 ml vor 2 ml/h), 36 Ratten der Inhalation eines Somatostatinaerosols (Zerstäuberlösung: 0,08 mg Somatostatin in 2 ml 0,9%iger Kochsalzlösung; 2 ml vor 2 ml/h) ausgesetzt. Die Zerstäubung der Lösungen erfolgte mit 5 l O_2/min (Aerosolpartikel um 5 μm). In Kontrollversuchen erhielten die Ratten mit 5 l O_2/min zerstäubte 0,9%ige Kochsalzlösung (n = 24), mit 5 l Luft/min zerstäubte 0,9%ige Kochsalzlösung (n = 24) bzw. 5 l O_2/min. 12 Ratten waren normaler Luftatmung ausgesetzt. Nach Ablauf von 12 oder 24 h wurden die Ratten entweder sofort oder nach Ablauf von 3 Tagen zur Organentnahme getötet.

Die histologischen Lungenveränderungen bestanden v. a. in Hämorrhagien, entzündlichen Granulomen subpleural und/oder intraparenchymatös, einer Verdickung der Alveolarsepten und entzündlichen perivaskulären Infiltraten. Es wird vermutet, daß die Veränderungen einer interstitiellen allergischen Pneumopathie entsprechen. Als lungenschädigendes Agens kommt in erster Linie die Kochsalzaerosolexposition in Verbindung mit O_2 in Betracht. Durch Zusatz von Morphin und Somatostatin zum Aerosol wurde der pathologische Lungenbefund nicht beeinflußt (*n. s.*).

Während in den Leberschnitten keine spezifischen Veränderungen nachweisbar waren, wurde bei den Ratten, die mit O_2 zerstäubte Kochsalzlösung (mit und ohne Morphin bzw. Somatostatin) eingeatmet hatten, im Übergangsbereich Mark-Rinde der Nieren eine Mikrolithiasis diagnostiziert.

6.2 Ergänzende Beobachtungen zum Verhalten von Ratten unter der Aerosolinhalation

H. Poppen, J. Meynadier, A. Demaille, K. Bonath, J. Chrubasik

Ziel der Untersuchung war es, durch Beobachten von Ratten einen Eindruck zu erhalten, ob deren Verhalten unter mehrstündiger Morphin- und Somatostatin-aerosolinhalation sichtbar verändert wird.

Methodik

Zur Beobachtung wurden die 12 oder 18 Tiere einer Behandlungsform der unter 6.1 beschriebenen 144 Ratten aus eigener konventioneller Aufzucht herangezogen. Die Tiere waren in einer Tierbox aus schwarzem Kunststoff (Bodenfläche 30 cm · 40 cm; Höhe 20 cm) untergebracht. Der abnehmbare Deckel aus Plexiglas ließ ein Beobachten der Tiere (jeweils 6) während des Versuches zu. Zur Flüssigkeits- und Nahrungsaufnahme während der Versuchszeit standen ein Gefäß mit Trinkwasser sowie eines mit pelletiertem Labortierfutter bereit. Um ein Verwechseln der Ratten zu vermeiden, wurden sie vor Einsetzen in die Box mit einem wasserfesten, schwarzen Stift markiert.

Zum Vergleich wurde das Verhalten von Ratten herangezogen, die in Gitterkäfigen für Labortiere mit einem Futter- und Trinkangebot ad libidum untergebracht waren (Normalverhalten).

Die Beobachtungen erfolgten in der Zeit zwischen 7 und 20 Uhr. Dabei wurden neben allgemeinem Befinden in 30-min-Intervallen auch die Aktivität und die Futteraufnahme registriert. Die behandelten Ratten wie die Kontrolltiere wurden unter Tageslicht gehalten.

Beobachtung zum Verhalten unter der Aerosolinhalation

Normalverhalten

In den Morgenstunden zwischen 7 Uhr und 9 Uhr bestand regelmäßig eine aktive Phase, in der die Ratten herumliefen, spielten und Nahrung aufnahmen. Danach legten sie sich meist übereinandergehäuft in eine Ecke des Käfigs zum Schlafen. Die 2. rege Phase lag um die Mittagszeit zwischen 12 und 14 Uhr. Danach verschliefen die Ratten den gesamten Nachmittag, wiederum in einer Käfigecke zusammengeballt. Gegen Abend, zwischen 18 und 20 Uhr wurden die Tiere nochmals sehr aktiv. Es kam in den Ruhephasen immer einmal vor, daß die Ratten ihre Stellung veränderten, so daß die ganze Gruppe in Bewegung geriet. Wenn die schlafenden Tiere durch Klopfen an der Tierbox geweckt wurden, bewegten sie sich flink und aufgeregt. Nach ungefähr 10 min verhielten sie sich wieder ruhig. Nach 24 h begann erneut eine ausgeprägte Aktivität.

Verhalten der Kontrolltiere

Verhalten unter mit Sauerstoff zerstäubter Kochsalzlösung
Die Ratten waren während des gesamten Versuchs sehr lebhaft. Abgetrennte Phasen waren nicht erkennbar. Es herrschte während der ganzen Zeit Bewegung in

der Box. Die Futteraufnahme erfolgte unregelmäßig, jedes Tier ging mehrmals zu den Tränke- und Pelletgefäßen. Die Reaktion der Tiere auf Klopfzeichen war prompt. Nach 24 h war der Zustand unverändert.

Verhalten unter mit Preßluft zerstäubter Kochsalzlösung
Die Ratten waren während des gesamten Versuchsablaufs sehr ruhig. Sie lagen fast die ganze Zeit in einer Käfigecke zusammengerollt und schliefen. Futter und Trinkwasser wurden sehr selten und unregelmäßig während der Ruhezeiten aufgenommen. Auf Klopfzeichen erfolgte kaum eine Reaktion. Nach 12 und 24 h waren die Tiere träge.

Verhalten unter Zufuhr von 5 l O$_2$/min
Die Tiere waren innerhalb der ersten Stunde des Versuchs sehr aktiv. Später verhielten sie sich relativ ruhig. Zwischendurch waren immer einzelne Tiere wach und nahmen Futter und Trinkwasser zu sich. Die Reaktion auf Klopfzeichen war prompt. Nach 12 und 24 h war der Zustand unverändert.

Verhalten unter der Inhalation des Morphin-O$_2$-Kochsalz-Aerosols
Zu Beginn des Versuchs bis zum Ende der 2. Stunde waren die Tiere aktiv. Anschließend waren keine regelmäßigen Aktivitätsphasen mehr festzustellen. Die Tiere machten einen trägen Eindruck. Jedes Tier nahm nur einmal während des Versuchs Wasser oder Pellets auf. Am Ende des Versuchs waren die Tiere naß, da sie in ihrer Benommenheit Wasser verschütteten. Sie reagierten kaum auf Klopfzeichen. Nach 24 h lagen die Ratten zusammengeballt in einer Ecke des Käfigs.

Verhalten unter der Inhalation des Somatostatin-O$_2$-Kochsalzaerosols
Innerhalb der ersten beiden Stunden nach Versuchsbeginn waren die Ratten sehr munter. Die zweite aktive Phase trat erst 10 h später ein. Die Futteraufnahme erfolgte während der Somatostatinaerosolinhalation sehr unregelmäßig über den gesamten Versuchszeitraum verteilt. Die Tiere waren jederzeit aufweckbar und reagierten mit einiger Verzögerung munter und neugierig auf das Klopfen an der Box.

Diskussion

Das Verhalten aller Ratten war gegenüber denen in den Gitterboxen (Normalverhalten) verändert. Die Schlaf-Wach-Phasen waren bei den Kontrolltieren und bei den Ratten unter der Morphinaerosolinhalation gestört, bei den Ratten unter der Somatostatinaerosolinhalation verschoben. Zum Teil ist diese Verhaltensstörung sicher durch den Geräuschpegel bei der Zerstäubung des Aerosols zurückzuführen.

Während im Kontrollversuch die Ratten unter der mit O$_2$ zerstäubten Kochsalzaerosolinhalation aktiviert und unruhig waren, bewirkte die mit Preßluft zerstäubte Kochsalzaerosolinhalation eine opiatähnliche Sedierung (ähnlich der Morphin-O$_2$-Kochsalz-Aerosolinhalation), wobei die Nahrungsaufnahme wie unter der Morphin-Aerosolinhalation reduziert war. Unter O$_2$ allein waren die Ratten ruhig, sie reagierten aber prompt auf Klopfzeichen. Unter der Somatostatin-O_2-Kochsalz-Aerosolinhalation hingegen schien die Reaktionsfähigkeit etwas eingeschränkt.

Obwohl die Verhaltensveränderungen der Ratten unter der Aerosolatmung einen gewissen Trend erkennen lassen, waren sowohl die Beurteilungskriterien (Jensen et al. 1986) sowie die Zeitintervalle zu grob, um eine statistische Auswertung der Daten durchführen zu können. Die in der Praxis sehr aufwendige Beobachtung über 24 h gäbe sehr viel mehr Informationen. Denn nur so lassen sich die normalen tagesperiodischen Änderungen der Aktivität von Behandlungseffekten sicher trennen, da die Dunkelphase, die bevorzugte Zeit, in der Ratten aktiv sind, vermutlich von größerer Bedeutung als die Lichtphase ist.

Weitere Kriterien zur Standardisierung der Ausgangsbedingungen sind die Haltung der Tiere unter einem kontrollierten Lichtrhythmus und die Verwendung ausschließlich genetisch verwandter Tiere. So weist die Arbeit von Büttner u. Wollnik (1984) auf eine genetisch bedingte Variabilität der Aktivitätsverteilung bei Ratten.

Anstelle der Beobachtung von Labortieren läßt sich die Aktivität der Tiere auch mit automatischen Verfahren erfassen, wenn auf eine Differenzierung in verschiedene Bewegungsabläufe verzichtet wird. Dazu stehen viele Verfahren zur Verfügung. Vielseitig anwendbar und einfach handzuhaben sind z. B. Infrarotpassivmelder (Büttner 1988).

Zusammenfassung

Bei der Beobachtung von Ratten unter Aerosolinhalationen ergaben sich Hinweise auf Verhaltensbeeinträchtigungen. Aufgrund der groben Beobachtungsmethode war jedoch eine statistische Bearbeitung der Informationen nicht möglich.

Literatur

Achard C, Binet L, Leblanc A (1927) Recherches sur les effets biologiques des milieux suroxygènes. J Physiol Path Gen 25:489–494

Adamson IYR, Bowden DH (1974) The type 2 cell as progenitor of alveolar epithelial regeneration. Lab Invest 30:35–42

Adler CH, Robin M, Adler MW (1981) Tolerance to morphine mydriasis in the rat pupil. Life Sci 28:2469–2475

Adriani J, Campbell D (1956) Fatalities following topical application of local anesthetics to mucous membranes. JAMA 162:1527–1530

Ahmed T, Russi E, Kim Ch, Danza I (1985) Comparative effects of oral and inhaled verapamil on antigen-induced bronchoconstriction. Chest 88:176–180

Aiache JM (1973) Les aerosols medicamenteux. Il Farmaco 28:243–266

Allegra L, Bianco S (1980) Nonspecific bronchoreactivity obtained with ultrasonic aerosol of destilled water. Eur J Respir Dis (Suppl) 106:41–49

Altounyan REC (1967) Inhibition of experimental asthma by a new compound-disodium cromoglycate, „Intal". Allergy 22:487

Altshuler B, Yarmus L, Palmes ED, Nelson N (1957) Aerosol deposition in the human respiratory tract. Arch Indust Health 15:293–303

Anderson SD, Seale JP, Rozea P, Bandler L, Theobald G, Lindsay DA (1976) Inhaled and oral salbutamol in excercise-induced asthma. Am Rev Resp Dis 114:493–500

Anderson SD, Schoeffel RE, Finney M (1983) Evaluation of ultrasonically nebulized solutions for provocation testing in patients with asthma. Thorax 38:184–191

Applebaum IL (1944) The treatment of bronchial lesions by the inhalation of nebulized solution of sodium sulfathiazole. Dis Chest 10:415–421

Baker H, Griffiths JC (1968) The size of water droplets in relation to the treatment of the obstructive respiratory ills of childhood. Am Rev Respir Dis 97:1136–1140

Barach AL, Silberstein H, Oppenheimer ET, Hunter T, Soroka M (1944) Inhalation of penicillin aerosol in patients with bronchial asthma, chronic bronchitis, bronchiectasis and lung abscess: preliminary report. Ann Intern Med 22:485–509

Barach AL, Garthwaite BB, Bickerman HA (1949) The therapeutic uses of penicillin aerosol. Postgrad Med 5:314–329

Barber PV, Chatterjee SS, Scott R (1977) A comparison of ipratropium bromide, deptropine citrate and placebo in asthma and chronic bronchitis. Br J Dis Chest 71:101–104

Barnes PJ, Wilson NM, Brown MJ (1981) A calcium antagonist, nifedipine, modifies exercised-induced asthma. Thorax 36:726–730

Barsan WG, Ward JT, Otten EJ (1982) Blood levels of diazepam after endotracheal administration in dogs. Ann Emerg Med 11:242–247

Barton AD (1974) Aerolized detergent and mucolytic agents in the treatment of stable chronic obstructive pulmonary disease. Am Rev Respir Dis 110:104–110

Beakey JF, Gaensler EA, Segal MS (1949) Pharmacodynamics of pulmonary absorption in man. II. The influence of various diluents on aerosol and intratracheal penicillin. Ann Intern Med 31:805–820

Bean JW, Smith CW (1953) Hypophyseal and adrenocortical factors in pulmonary damage induced by oxygen at atmospheric pressure. Am J Physiol 172:169–174

Bell MDD, Murray GR, Mishra P, Calvey TN, Weldon BD, Williams NE (1985) Buccal morphine – a new route for analgesia. Lancet I:71–73

Binet L, Bochet M, Bryskier A (1939) Les atmosphères suroxygénées. J Physiol Path Gen 35:524–535

Binger CAL, Faulkner JM, Moore RL (1927) Oxygen poisoning in mammals. J Exp Med 45:849–864

Blackhall MI, O'Donnell SR (1987) A dose-response study of inhaled terbutaline administered via nebuhaler or nebuliser to asthmatic children. Eur J Respir Dis 71:96–101

Bogner RL, Grubb TC (1959) Studies on the inhalation of vapors from radioactive menthol and camphor. J Am Pharm Ass Sci 48:60–61

Boster SR, Danzl DF, Madden RJ, Jarboe CH (1982) Translaryngeal absorption of lidocaine. Ann Emerg Med 11:461–465

Bourke DL, Katz J, Tonneson A (1985) Nebulized anesthesia for awake intubation. Anesthesiology 63:690–692

Bovill JG, Sebel PS, Stanley TH (1984) Opioid analgesics in anaesthesia: with special reference to their use in cardiovascular anesthesia. Anesthesiology 61:731–755

Boykott AE, Oakley CL (1932) Oxygene poisoning in rats. J Path Bact 35:468–469

Bray BM, Jones HM, Grundy EM (1987) Tracheal versus intravenous atropine. Anaesthesia 42:1188–1190

Brockbank W, Pengelly CDR (1958) Chronic asthma treated with powder inhalations of hydrocortisone and prednisolone. Lancet I:187–188

Brown EA (1974) The localization, metabolism and effects of drugs and toxicants in lung. Drug Metab Rev 3:33–87

Brown HM, Storey G, George WH (1972) Beclomethasone dipropionate: a new steroid aerosol for the treatment of allergic asthma. Br Med J 1:585–590

Bruns G (1970) Spontane Autoimmunkrankheit der Ratte. Klin Wochenschr 18:951–953

Bryson V, Sansome E, Laskin S (1944) Aerosilization of penicillin solutions. Science 100:33–35

Bucher O (Hrsg) (1977) Atmungsapparat. In: Cytologie, Histologie und mikroskopische Anatomie des Menschen. Huber, Bern Stuttgart Wien, S 244–263

Burke GW, Carrington CB, Strauss R, Fink JN, Gaensler EA (1977) Allergic alveolitis caused by home humidifiers. JAMA 238:2705–2708

Büttner D (1988) The use of passive infrared detectors to measure locomotor activity of laboratory animals. Z Versuchstierkd 31 (im Druck)

Büttner D, Wollnik F (1984) Strain-differentiated circadian and ultradian rhythms in locomotor activity of the laboratory rat. Behavior Genetics 14:137–152

Campbell JA (1937a) Body temperature and oxygen poisoning. J Physiol 89:17–18

Campbell JA (1937b) Oxygen poisoning and the thyroid gland. J Physiol 90:91–92

Campbell JA (1938) Effects of oxygen pressure as influenced by external temperature, hormones and drugs. J Physiol 92:29–31

Carswell F, Ward C, Cook DA, Speller DCE (1987) A controlled trial of nebulized aminoglycoside and oral flucloxacillin versus placebo in the outpatient management of children with cystic fibrosis. Br J Dis Chest 81:356–360

Cerrina J, Denjean A, Alexandre G, Lockhart A, Duroux P (1981) Inhibition of exercised-induced asthma by a calcium antagonist, nifedipine. Am Rev Respir Dis 123:156–160

Chang N, Levison H, Cunningham K, Crozier DN, Grosett O (1973) An evaluation of nightly mist tent therapy for patients with cystic fibrosis. Am Rev Respir Dis 107:672–675

Chrubasik J, Meynadier J, Blond S, Scherpereel P, Ackerman E, Weinstock M, Bonath K, Cramer H, Wünsch E (1984) Somatostatin: a potent analgesic. Lancet II:1208–1209

Chrubasik J, Friedrich G, Vogel W (1985) Morphinmetabolismus bei Intensivpatienten unter bedarfsgesteuerter, periduraler Morphininfusion zur postoperativen Schmerzbehandlung. Schweiz Med Wochenschr 115:197–202

Chrubasik J, Falke K, Zindler M, Geller E, Niv D, Friedrich G, Schulte-Mönting J (1986) Indication for pulmonary metabolism of morphine? Schmerz/Pain/Douleur 7:36–38

Chrubasik J, Falke K, Geller E, Niv D, Zindler M (1987a) Analgesic effectiveness of morphine inhalation. Pain (Suppl) 4:136

Chrubasik J, Geller E, Niv D, Zindler M (1987b) Morphine inhalation versus intravenous infusion in pain treatment after abdominal surgery. Anesth Analg (Suppl) 66:29

Chrubasik J, Wüst H, Friedrich G, Geller E (1988) Absorption and relative bioavailability of nebulized morphine. Br J Anaesth 61:228–230

Chu SS, Rah KH, Brannan MD, Cohen JL (1975) Plasma concentration of lidocaine after endotracheal spray. Anesth Analg 54:438–441

Church JJ (1979) Continuous narcotic infusions for relief of postoperative pain. Br Med J 1:977–979

Clamann HG, Becker-Freyseng H, Liebegott G (1940) Das allgemeine Verhalten und die morphologischen Lungenveränderungen verschiedener Tierarten bei langer Einwirkung erhöhten Sauerstoffteildrucks. Luftfahrtmedizin 5:17–23

Clay MM, Clarke SW (1987) Effect of nebulised aerosol size on lung deposition in patients with mild asthma. Thorax 42:190–194

Clay MM, Pavia D, Newman SP, Clarke SW (1983a) Factors influencing the size distribution of aerosols from jet nebulizers. Thorax 38:755–759

Clay MM, Pavia D, Newman SP, Lennard-Jones T, Clarke SW (1983b) Assessment of jet nebulisers for lung aerosol therapy. Lancet II:592–594

Coalson JJ, Beller JJ, Greenfiled LJ (1971) Effects of 100 per cent oxygen ventilation on pulmonary ultrastructure and mechanics. J Path 104:267–273

Courtrice FC, Phipps PJ (1946) The absorption of fluids from the lungs. J Physiol 105:186–190

Crapo JD (1975) Superoxide dismutase and tolerance to pulmonary oxygen toxicity. Chest 67 (Suppl):39–40

Cross CE (1974) The granular type II pneumocyte and lung antoxidant defense. Ann Int Med 80:409–411

Dahlström B, Tamsen A, Paalzow L, Hartvig P (1982) Patient-controlled analgesic therapy, Part IV. Clinical Pharmacokinetics 7:266–279

Dautrebande L, Beckmann H, Walkenhorst W (1959) Studies on deposition of submicronic dust particles in the respiratory tract. Arch Ind Health 19:383–391

Davies CN (1949) Inhalation risk and particle size in dust and mist. Br J Industr Med 6:245–253

Davis B, Marin MG, Yee JW, Nadel JA (1979) Effect of terbutaline on movement of Cl and Na across the trachea of the dog in vitro. Am Rev Respir Dis 120: 547

Davis SE (1968) Effect of disodium cromoglycate on exercised-induced asthma. Br Med J 3:593–594

Derbes VJ, Engelhardt HT (1944) Deaths following the use of local anesthetics in transcricoid therapy: a critical evaluation. J Lab Clin Med 29:478–482

Dirnagl K, Welcker H (1955) Untersuchungen über den Einfluß der Tröpfchengröße auf die Resorption inhalierter Nebel. Z Aerosolforsch Therap 4:289–296

Drinker CK, Warren MF, MacLanahan M (1937) The absorption of protein solutions from the pulmonary alveoli. J Exp Med 66:449–458

Duncan D, Paterson IC, Harris D, Crompton GK (1977) Comparison of the bronchodilator effects of salbutamol inhaled as a dry powder and by conventional pressurized aerosol. Br J Clin Pharmac 4:669–671

Easton PA, Jadue C, Dhingra S, Anthonisen NR (1986) A comparison of the bronchodilatating effects of a β-2-adrenergic agent and an anticholinergic agent given by aerosol alone or in sequence. N Engl J Med 315:735–739

Editorial (1984) Sedation in the intensive-care unit. Lancet I:1388–1389

Editorial (1986) Ribavirin and respiratory syncytial virus. Lancet I:362–363

Elam JO (1977) The intrapulmonary route for CPR drugs. In: Safar P (ed) Advances in cardiopulmonary resuscitation. Springer, Berlin Heidelberg New York Tokyo, S 132–141

Emmerich R (1902) Kann in Inhalatorien bei richtigem Betrieb eine größere Menge der zerstäubten Flüssigkeit in die Lunge gelangen? MMW 39:1610–1611

Enna SJ, Schanker LS (1972a) Absorption of saccharides and urea from the rat lung. Am J Physiol 222:409–414

Enna SJ, Schanker LS (1972b) Absorption of drugs from the rat lung. Am J Physiol 223: 1227–1231

Epstein SW, Manning CPR, Ashley MJ, Corey PN (1979) Survey of the clinical use of pressurized aerosol. Can Med Ass J 120:813–816

Ferner H, Staubesand J (1982) Sobotta-Atlas der Anatomie des Menschen, Bd 2. Urban & Schwarzenberg, München Wien Baltimore, S 84

Findeisen W (1935) Über das Absetzen kleiner, in der Luft suspendierter Teilchen in der menschlichen Lunge bei der Atmung. Pflügers Arch Ges Physiol 236:367–379

Finlayson DC (1979) Postoperative intensive care. In: Kaplan JA (ed) Cardiac Anaesthesia. Grune & Stratton, New York London, S 473-490

Fitzgeorge RB, Baskerville A, Featherstone ASR (1986) Treatment of experimental legionnaires disease by aerosol administration of rifampicin, ciprofloxacin, and erythromycin. Lancet I: 502-503

Freelander M, Asperen PP van (1984) Nebuhaler versus nebulizer in children with acute asthma. Br Med J 288:1873-1874

Fuller RW, Maxwell DL, Dixon CMS, McGregor GP, Barnes VF, Bloom SR (1987) Effect of substance P on cardiovascular and respiratory function in subjects. J Appl Physiol 62:1473-1479

Gaensler EA, Beakey JF, Segal MS (1949) Pharmacodynamics of pulmonary absorption in man. I. Aerosol and intratracheal penicillin. Ann Intern Med 31:582-594

Gallant AR (1987) Nonlinear statistical models. Wiley, New York, pp 140-141

Garthwaite B, Barach AL, Levenson E, Rader D (1947) Penicillin aerosol therapy in bronchiectasis, lung abscess and chronic bronchitis. Am J Med 3:261-293

Gershman R, Gilbert DL, Nye SW, Nadig PW, Fenn WO (1954) Role of adrenalectomy and adrenal-cortical hormones in oxygen poisoning. Am J Physiol 178:346-350

Gershman R, Gilbert DL, Nye SW, Price WE, Fenn WO (1955) Effects of autonomic drugs and of adrenal glands on oxygen poisoning. Proc Soc Exp Biol Med 88:617-621

Gibson LE (1974) Use of water vapor in the treatment of lower respiratory disease. Am Rev Respir Dis 111:100-103

Gottschalk B, Leupold W, Woller P (1978) Deponierung von Aerosolen in den Atemwegen. Z Erkrank Atemorg 150:139-146

Gould VE, Tosco R, Wheelis RF, Gould NS, Kapanci Y (1972) Oxygen pneumonitis in man. Lab Invest 26:499-507

Graeser JB, Rowe AH (1935) Inhalation of epinephrine for the relief of asthmatic symptoms. J Allerg 6:415-420

Greenberg MI, Roberts JR, Krusz JC, Baskin SI (1979) Endotracheal epinephrine in a canine anaphylactic shock model. JACEP 8:500-503

Greenberg MI, Roberts JR, Baskin SI (1980) Endotracheal naloxone reversal of morphine-induced respiratory depression in rabbits. Ann Emerg Med 9:289-292

Greenberg MI, Roberts JR, Baskin SI (1981) Use of endotracheally administered epinephrine in a pediatric patient. Am J Dis Child 135:767-768

Greenberg MI, Baskin SI, Kaplan AM, Urrichio FJ (1982) Effects of endotracheally administered distilled water and normal saline on the arterial blood gases of dogs. Ann Emerg Med 11:600-604

Greene LT (1965) Absorption of drugs from the trachea. Anesth Analg 44:796-799

Hameroff SR, Lerman JC, Blitt CD (1984) Etidocaine aerosol for laryngotracheal anesthesia; clinical evaluation using exploratory data analysis. Regional Anesth 9:188-194

Hall R, Besser GM, Schally AV, Coy DH, Evered D, Goldie DJ, Kastin AJ, McNeilly AS, Mortimer CH, Phenecos C, Tunbridge WMG (1973) Action of growth-hormone-release inhibiting hormone in healthy men and in acromegaly. Lancet II:581-584

Hamill JF, Bedford RF, Weaver DC, Colohan AR (1981) Lidocaine before endotracheal intubation: intravenous or laryngotracheal? Anesthesiology 55:578-581

Hansen BC, Vinik A, Jen KL, Schielke GP (1982) Fluctuations in basal levels and effects of altered nutrition on plasma somatostatin. Am J Physiol 243:R289-R295

Harris V, Conlon JM, Srikant CB, McCorkle K, Schusdziarra V, Ipp E, Unger RH (1978) Measurements of somatostatin-like immunoreactivity in plasma. Clin Chim Acta 87:275-283

Hatch TF, Gross P (1964) Pulmonary deposition and retention of inhaled aerosols. Academic Press, New York London

Heilmeyer L, Heilmeyer I, Bilger R (1952) Contebenbehandlung auf dem Wege der Aerosolinhalation. Klin Wochenschr 30:46

Heinemann HO, Fishman AP (1969) Non-respiratory functions of mammalian lungs. Physiol Rev 49:1-47

Helm WH, Heyworth F (1958) Bronchial asthma and chronic bronchitis treated with hydrocortisone acetate inhalations. Br Med J 2:765-768

Herxheimer H, McAllen MIC, Williams DA (1958) Local treatment of bronchial asthma with hydrocortisone powder. Br Med J 2:762-765

Herxheimer H, Stresemann E (1961) Die Retention feuchter Aerosolteilchen in den Atemwegen bei Gesunden und Kranken mit Bronchialverengung. Naunyn Schmiedebergs Arch Exp Path Pharmakol 241:225–235

Heubner W (1920) Über Inhalation zerstäubter Flüssigkeiten. Z Exp Med 10:169–332

Heubner W, deJongh SE, Laquer E (1924) Über Inhalation von Insulin. MMW 3:244–245

Heuer M, Leschonski K (1985) Results obtained with a new instrument for the measurement of particle size distribution from diffraction patterns. Part Charact 2:7–13

Hodson ME, Penketh ARL, Batten JC (1981) Aerosol carbenicillin and gentamycin treatment of pseudomonas aeruginosa infection in patients with cystic fibrosis. Lancet II:1137–1139

Holma BO (1967) Lung clearance of mono- and di-dispers aerosols determined by profile scanning and whole body counting. Acta Med Scand (Suppl) 473:74–87

Huber GL, Finlay TN (1965) Effect of isotonic saline on the alveolar architecture. Anesthesiology 26:252–253

Hulpieu HR, Cole VV (1944) The effect of humidity and temperature on oxygen toxicity. J Lab Clin Med 29:1134–1138

Humphrey JH, Joules H (1946) Penicillin inhalation in pulmonary disease. Lancet II:221–225

Irani FA, Jones NL, Gent M, Newhouse MT (1972) Evaluation of disodium cromoglycate in intrinsic and extrinsic asthma. Am Rev Respir Dis 106:179–185

Jenkins CR, Chow CM, Fisher BL, Marlin GE (1981) Comparison of ipratropium bromide and salbutamol by aerosolized solution. Aust NZ J Med 11:513–516

Jensen P, Algers B, Ekesbo I (eds) (1986) Methods of sampling analysis of data in farm animal ethology. Birkhäuser, Basel Boston Stuttgart (Tierhaltung 17)

Johnson JWC, Permutt S, Sipple JH, Salem ES (1964) Effect of intraalveolar fluid on pulmonary surface tension properties. J Appl Physiol 19:769–777

Kapanci Y, Weibel ER, Kaplan HP, Robinson FR (1969) Pathogenesis and reversibility of the pulmonary lesions of oxygen toxicity in monkeys. II. Ultrastructural and morphometric studies. Lab Invest 20:101–116

Kaplan HP, Robinson FR, Kapanci Y, Weibel ER (1969) Pathogenesis and reversibility of the pulmonary lesions of oxygen toxicity in monkeys. I. Clinical and light microscopic studies. Lab Invest 20:94–100

Karvonen S, Jokinen K, Karvonen P, Hollmen A (1976) Arterial and venous blood lidocaine concentrations after local anaesthesia of the respiratory tract using an ultrasonic nebulizer. Acta Anaesth Scand 20:156–159

Katzenstein AL (1976) Diffuse alveolar damage – The role of oxygen, shock, and related factors. Am J Physiol 85:210–222

Katzenstein AL, Askin FB (1982) Surgical pathology of nonneoplastic lung disease. Major Problems in Pathology 13. Saunders, Philadelphia, pp 108–138

Kay EB, Meade RH (1945) Penicillin in the treatment of chronic infections of the lungs and bronchi. JAMA 129:200–204

Keiber HF, Jones DH (1949) Nebulized cocaine as an anesthesia for peroral endoscopy. Ann Otol Rhinol Laryngol 58:1075–1081

Keighley JF (1968) Responses to sympathomimetic aerosols of differing particle size in subject with chronic bronchitis. Am Rev Respir Dis 98:879–882

Kim CS, Eldrige MA, Sackner MA (1984) Deponierung von Aerosolen in den Atemwegen. Z Erkr Atem Org 150:139–146

Kimball RE, Ready K, Peirce TH, Schwartz LW, Mustafa MG, Cross CE (1976) Oxygen toxicity: augmentation of antioxidant defense mechanisms in rat lung. Am J Physiol 230:1425–1431

Kistler GS, Caldwell PRB, Weibel ER (1966) Quantitative electron microscopic studies of murine lung damage after exposure to 98.5% oxygen at ambient pressure: a preliminary report. In: Brown IW, Cox BG (eds) Hyperbaric Medicine. National Academy of Science, National Research Council, Washington DC, pp 169–178

Kistler GS, Caldwell PRB, Weibel ER (1967) Development of fine structural damage to alveolar and capillary lining cells in oxygen-poisoned rat lungs. J Cell Biol 32:605–628

Klastersky J, Geuning C, Mouawad E, Daneau D (1972) Endotracheal gentamycin in bronchial infections in patients with tracheostomy. Chest 61:117–120

Klaus M, Reiss OK, Tooley WH, Piel C, Clements JA (1962) Alveolar epithelial cell mitochondria as source of the surface-active lung lining. Science 137:751–752

Klemfuss H, Tallarida RJ, Adler CH, Adler MW (1978) Morphine induced mydriasis and fluctuation in the rat: time and dose relationships. J Pharmacol Exp Ther 208:91–95

Knick B, Wehr J (1953) Insulinwirkung bei organnaher Anwendung durch Aerosol. Klin Wochenschr 31:310–311

Konietzko N, Klopfer M, Adam WE, Matthys H (1975) Die mukoziliäre Klärfunktion der Lungen unter β-adrenerger Stimulation. Pneumonologie 152:203

Lageder K (1933) Untersuchungen über den Einfluß inhalierten Adrenalins auf die Lungenventilation beim Asthma bronchiale und über dessen Allgemeinwirkung. Beitr Klin Tuberk 83:605–618

Lammers T, Heidfeld H (1949) Über die Resorption von inhaliertem Penicillin-Aerosol. Dtsch Med Rundschau 3:1201–1203

Larsson S, Svedmyr N, Thyringer G (1977) Lack of bronchial β-adrenoceptor resistance in asthmatics during long-term with terbulatine. J Allergy Clin Immunol 59:93

Leonhardt H (Hrsg) (1985) Atmungsorgane. In: Histologie, Zytologie und Mikroanatomie des Menschen. Thieme, Stuttgart New York, S 355–368

Leonhardt H (Hrsg) (1986) Taschenatlas der Anatomie Bd 2, Innere Organe. Thieme, Stuttgart New York, S 137

Lever AML, Corris PA, Gibson GJ (1984) Nifedipine enhances the bronchodilator effect of salbutamol. Thorax 39:576–578

Lichtenstein LM, Margolis S (1968) Histamine release in vitro: inhibition by catecholamines and methylxanthines. Science 161:902

Liebermann J, Kurnick NB (1962) Influence of deoxyribonucleic acid content on the protolysis of sputum and pus. Nature 196:981–990

Lippmann M, Albert RE (1969) The effect of particle size on the regional deposition of inhaled aerosols in the human respiratory tract. Am Ind Hyg Ass 30:257–275

Little JB, Radford EP, McCombs L, Hunt VR (1965) Distribution of polonium 210 in pulmonary tissues of cigarette smokers. New Engl J Med 273:1343–1351

Loddenkemper R (1975) Dose and time response of SCH 1000 MDI on total and expiratory airways resistance in patients with chronic bronchitis and emphysema. Postgrad Med J 51 (Suppl 7):97

Löhr B (1958) Lungenschäden durch kurzfristige Sauerstoffbeatmung. Langenbecks Arch Klin Chir 289:117–125

Lovejoy FW, Constantine H, Dautrebande L (1960) Importance of particle size in aerosol therapy. Proc Exp Biol 103:836–838

Luisada AA, Goldmann MA, Weyl R (1952) Alcohol vapor by inhalation in the treatment of acute pulmonary edema. Circulation 5:363–369

Macklin CC (1954) The pulmonary alveolar mucoid film and the pneumonocytes. Lancet I:1099–1104

McGivern DV, Ward M, Revill S, Sechiari A, Macfarlane J, Davies D (1984) Br J Dis Chest 78:376–382

Mandarino L, Stenner D, Blanchard W, Nissen S, Gerich J (1981) Selective effects of somatostatin-14, -25 and -28 on in vitro insulin and glucagon secretion. Nature 291:76–77

Marchant B (1987) Endotracheal adrenaline in cardiac arrest. Lancet I:1098

May HB, Floyer MA (1945) Infected bronchiectasis treated with intratracheal penicillin. Br Med J 1:907–908

Mendenhall RM (1963) Pulmonary mechanics. Arch Environ Health 6:74–79

Miller JB, Mann F, Abramson HA (1949) A method for topical anesthesia by nebulization of local anesthetics. Dis Chest 16:408–419

Mitchell DM, Solomon MA, Tolfree SEJ, Short M, Spiro SG (1987) Effect of particle size of bronchodilatator aerosols on lung distribution and pulmonary function in patients with chronic asthma. Thorax 42:457–461

Modell JH, Giammona ST, Alvarez LA (1966) Effect of ultrasonic nebulized suspensions on pulmonary surfactant. Dis Chest 50:627–629

Modell JH, Giammona ST, Davis JH (1967) Effect of chronic exposure to ultrasonic aerosols on the lung. Anesthesiology 28:680–688

Montgomery AB, Debs RJ, Luce JM, Corkery KJ, Turner J, Brunette EN, Lin ET, Hopewell PC (1987) Aerosolised pentamidine as sole therapy for pneumocystis carinii pneumonia in patients with acquired immunodeficiency syndrome. Lancet II: 480–483

Moren F (1978) Drug deposition of pressurized inhalation aerosols. I. Influence of actuator tube design. Int J Pharmacent 1:205-212

Morris J, Milledge JS, Moszaro H, Higgins A (1984) The efficacy of drug delivery by a pear-shaped and metered dose inhaler. Br J Dis Chest 78:383-387

Morrow PE (1960) Some physical and physiological factors controlling the fate of inhaled substances. Health Physiol 2:366-378

Morrow PE, Gibb FR (1958) The deposition of a submicronic aerosol in the respiratory tract of dogs. Am Ind Hyg Ass Quart 19:196-200

Morrow PE, Mehrhof E, Casarett LJ, Morken DA (1958) An experimental study of aerosol deposition in human subjects. AMA Arch Ind Health 18:292-298

Mutch N (1944) Inhalation of chemotherapeutic substances. Lancet II:776-780

Mutch N, Rewell RE (1945) Penicillin by inhalation. Lancet I:650-657

Nagaishi C (1972) Functional anatomy and histology of the lung. University Park Press, Baltimore London

Newman SP, Pavia D, Moren F, Sheahan NF, Clarke SW (1981a) Deposition of pressurised aerosols in the human respiratory tract. Thorax 36:52-55

Newman SP, Pavia D, Clarke SW (1981b) How should a pressurized β-adrenergic bronchodilator be inhaled. Eur J Respir Dis 62:3-21

Newman SP, Pellow PGD, Clay MM, Clarke SW (1985) Evaluation of jet nebulizers for use with gentamycin solution. Thorax 40:671-676

Nishitateno K, Ngai SH, Finck AD, Berkowitz BA (1979) Pharmacokinetics of morphine. Anesthesiology 50:520-523

Noehren TH, Klauber MR (1978) Controversy over IPPB. Chest 73:782-787

Norris CM (1943) Sulfonamides in bronchial secretion. JAMA 123:667-670

Ohashi Y, Nakai Y, Zushi K, Muraoka M, Minowa Y, Hurada H, Masutani H (1983) Enhancement of ciliary action by a β-adrenergic stimulant. Acta Otolaryngol (Suppl) 397:49

Paine JR, Lynn D, Keys A (1941) Observations on the effects of the prolonged administration of high oxygen concentration to dogs. J Thorac Surg 11:151-168

Palmer KNV (1957) The effect of an aerosol detergent in chronic bronchitis. Lancet I:611-613

Palmer KNV (1960) Reduction of sputum viscosity by a water aerosol in chronic bronchitis. Lancet I:91

Palva T, Jokinen K, Saloheimo M, Karvonen P (1975) Ultrasonic nebulizer in local anesthesia for bronchoscopy. J Otorhinolaryngol 37:306-311

Pariente R, Legrand M, Brouet G (1969) Aspects ultrastructaux pulmonaires chez le rat de l'intoxication oxygénée à la pression atmosphérique. Press Med 77:1073-1076

Patakas D, Vlachoianni E, Tsara V, Louridaas G, Argiropoulou P (1983) Nifedipine in bronchial asthma. J Allergy Clin Immunol 72:269-273

Patel KR, Kerr JW (1981) α-receptor-blocking drugs in bronchial asthma. Lancet I:348-349

Pavia D, Thomson ML, Clarke SW, Shannon HS (1977) Effect of lung function and mode of inhalation on penetration of aerosol into the human lung. Thorax 32:194-197

Pavia D, Thomson ML, Clarke SW (1978) Enhanced clearance of secretions from the human lung after the administration of hypertonic saline aerosol. Am Rev Respir Dis 117:199-203

Peiper E (1884) Über die Resorption durch die Lungen. Dtsch Arch Klin Med 8:299-301

Pelton DA, Daly M, Cooper PD, Conn AW (1970) Plasma lidocaine concentrations following topical aerosol application to the trachea and bronchi. Can Anaesth Soc J 17:250-255

Pepys J, Hargreave FE, Chan I, McCarthy DS (1968) Inhibitory effects of disodium cromoglycate on allergen-inhalation test. Lancet II:134-137

Perruchoud A, Tschan M, Heitz M, Anderes U, Henchoz L, Herzog H (1982) Komplikationen der Bronchoskopie. Schweiz Med Wochenschr 112:784-789

Petrie GR, Palmer KNV (1975) Comparison of aerosol ipratropium bromide and salbutamol in chronic bronchitis and asthma. Br Med J 1:430-432

Pflesser G (1937) Beitrag zur Schädlichkeit des Sauerstoffs. Arch Exp Path 187:472-478

Pichotka J (1941) Über die histologischen Veränderungen der Lunge nach Atmung von hochkonzentriertem Sauerstoff im Experiment. Beitr Path Anat Allgem Pathol 105:381-412

Platzer W (Hrsg) (1987) Pernkopf Anatomie 1. Bd Kopf und Hals, Urban & Schwarzenberg, München Wien Baltimore

Poppius H, Salorinne Y (1973) Comparative trial of a new anticholinergic bronchodilator, Sch 1000 and salbutamol in chronic bronchitis. Br Med J 4:134–136

Prigal SJ, McGavack TH, Speer FD, Harris R (1947a) Aerosol Penicillin. JAMA 134:932–938

Prigal SJ, Brooks AM, Harris R (1947b) The treatment of asthma by inhalation of aerosol of aminophylline. J Allergy Clin Immunol 18:16–28

Quinton DN, O'Byrne G, Aitkenhead AR (1987) Comparison of endotracheal and peripheral intravenous adrenaline in cardiac arrest. Lancet I:828–829

Raskin P (1968) Bronchospasm after inhalation of pancreatic dornase. Am Rev Respir Dis 98:597–598

Redding JS, Asunction JS, Pearson JW (1967) Effective routes of drug administration during cardiac arrest. Anesth Analg 46:253–258

Reitz J (1904) Die Bedeutung der Einatmung zerstäubter medikamentöser Flüssigkeiten für die Behandlung innerer Krankheiten. Verh Inn Med:314–331

Remington S, Meakin G (1986) Nebulised adrenaline 1:1000 in the treatment of croup. Anaesthesia 41:923–926

Renz D, Brandt L, Endell W, Pokar H, Polonius MJ, Renz G (1982) Die topische Inhalationsanästhesie mit Ultraschall-Aerosolen: Eine sichere und bewährte Alternative für Bronchoskopien in Lokalanästhesie. Prax Klin Pneumol 36:62–66

Roberts JR, Greenberg MI (1979) Endotracheal epinephrine in cardiorespiratory collaps. JACEP 8:515–519

Roberts JR, Greenberg MI, Knaub M, Baskin SI (1978) Comparison of the pharmacological effects of epinephrine administered by the intravenous and endotracheal routes. JACEP 7:260–263

Robinson FR, Harper DT, Thomas AA, Kaplan HP (1967) Proliferative pulmonary lesions in monkeys exposed to high concentrations of oxygen. Aerospace Med 38:481–486

Rochat T, Vonwil A, Bachofen H (1983) Die Inhalation von β-Stimulatoren: Wirkungsvergleich zwischen sechs verschiedenen Inhalationsgeräten. Schweiz Med Wochenschr 113:314–319

Rommelsheim K, Krausgrill P, Vogel F, Kühnen E, Exner M (1985) Grundlagen der Pneumonieprophylaxe durch die intratracheale Instillation von Aminoglykosid-Antibiotika. Anaesth Intensivther Notfallmed 20:277–281

Rooth G (1949) Inhalation of liquid aerosols. Acta Med Scand (Suppl) 228:1–53

Rosenberg PH, Heinonen J, Takasaki M (1980) Lidocaine concentration in blood after topical anaesthesia of the upper respiratory tract. Acta Anaesth Scand 24:125–128

Ruffin RE, Kenworthy MC, Newhouse MT (1978) Response of asthmatic patients to fenoterol inhalation: a method of quantifying the airway bronchodilator dose. Pharmacol Ther 23:338–345

Russi E (1983) Aerosoltherapie. Schweiz Med Wochenschr 113:1234–1238

Russi E, Marchette B, Yerger L, Abraham W, Ahmed T (1983) Modification of allergic bronchoconstriction by a calcium antagonist: mode of action. Am Rev Respir Dis 127:675–679

Russi EW, Ahmed T (1984) Calcium and calcium antagonists in airway disease. Chest 86:475–482

Rutter PC, Murphy F, Dudley HAF (1980) Morphine: controlled trial of different methods of administration for postoperative pain. Br Med J 280:12–13

SAS Institute (1985) User's guide statistics, 5th edn. SAS Institute Inc., Cary/NC, USA

Schanker LS, Burton JA (1976) Absorption of heparin and cyanocobalamin from the rat lung. Proc Soc Exp Biol Med 152:377–380

Schießle W (1953) Über die Vorgänge bei der Inhalation von Aerosolen in der normalen Lunge. Z Aerosol Forsch Ther 2:364–377

Schneider C, Dehnen-Seipel H, Hartung E (1981) Coronarchirurgische Eingriffe in Fentanyl-Ethrane-Narkose. In: Haid B, Mitterschiffthaler G (Hrsg) Zentraleuropäischer Anästhesiekongreß, Teil 4: Herz, Kreislauf, Atmung. Springer, Berlin Heidelberg New York Tokyo, S 155–158 (Anaesthesiologie und Intensivmedizin, Bd 142)

Schoeffel RE, Anderson SD, Altounyan REC (1981) Bronchial hyperreactivity in response to inhalation of ultrasonically nebulized solutions of distilled water and saline. Br Med J 283:1285–1287

Schulz H (1956) Über den Gestaltwandel der Mitochondrien im Alveolarepithel unter CO_2- und O_2-Atmung. Naturwissenschaften 9:205–206

Schusdziarra V (1983) Somatostatin: physiological and pathophysiological aspects. Scand J Gastroent (Suppl) 18:69-84

Scott J, Huskisson EC (1976) Graphic representation of pain. Pain 2:175-184

Scott DB, Littlewood DG, Covino BG, Drummond GB (1976) Plasma lidocaine concentrations following endotracheal spraying with an aerosol. Br J Anaesth 48:899-901

Segal MS, Levinson L, Miller D (1947) Penicillin inhalation therapy in respiratory infections. JAMA 134:762-769

Sehrwald E (1896) Über die percutane Injection von Flüssigkeiten in die Trachea, deren Verbreitung in der Lunge und Wirkung auf Lunge und Gesamtorganismus. Dtsch Arch Klin Med 39:162-200

Shakoor MA, Sabean J, Wilson KM, Hurt HH, Graff TD (1968) High-density water environment by ultrasonic humidification: pulmonary and systemic effects. Anesth Analg 47:638-646

Shelly MP, Lloyd GM, Park GR (1988) A review of the mechanisms and methods of humidification of inspired gases. Intensive Care Med 14:1-9

Smith JL (1899) The pathological effects due to increase of oxygen tension in the air breathed. J Physiol 24:19-35

Smith CW, Bean JW (1955) Adrenal factors in toxic action of O_2 at atmospheric pressure. Fed Proc 14:140

Smith CW, Bean JW, Bauer R (1960) Thyroid influence in reactions to O_2 at atmospheric pressure. Am J Physiol 157:883-888

Smith MJ, Hodson ME (1983) High-dose beclomethasone inhaler in the treatment of asthma. Lancet I:265-268

Smith RB (1976) To the editor. Anesth Analg 55:116-117

Snow RM, Miller WC, Blaire HT, Rice DL (1979) Inhaled atropine in asthma. Ann Allergy 42 (1979) 286-289

Stacey JW (1943) The inhalation of nebulized solutions of sulfonamides in the treatment of bronchiectasis. Dis Chest 9:302-306

Stalport J (1945) Aerosols medicamenteux. Arch Int Pharmacodyn 71:248-312

Steedman DJ, Robertson CE (1987) Emergency endotracheal drug administration using aerosol. Resuscitation 15:135-139

Stewart BN, Block AJ (1976) A trial of aerolized theophylline in relieving bronchospasm. Chest 69:718-721

Taplin GV, Grevior JS, Gautschi ML, Finnegan BAC, Dunn A (1951) Pulmonary distribution of radioactive particles in rabbits after inhalation and intravenous injection. Ann Allergy 9:703-713

Tenney SM, Remmers JE (1963) Comparative quantitative morphology of the mammalian lung: diffusing area. Nature 197:54-56

Thawley SE (1987) Nebulized anesthesia for the nose, pharynx, larynx and trachea. Laryngoscope 97:499-500

Tomashefski JF, Nelson SW, Christoforidis AJ (1962) Oropharyngeal and tracheobronchial aerosol anesthesia. Dis Chest 42:181-183

Treciokas LJ (1959) The effect of oxygen poisoning on the alveolar cell mitochondria as revealed by electron microscopy. Aerospace Med 30:674-677

Vale W, Rivier C, Brazeau P, Guillemin R (1974) Effects of somatostatin on the secretion of thyrotropin and prolactin. Endocrinology 95:968-977

Venus B, Polassani V, Pham CG (1984) Effects of aerosolized lidocaine on circulatory responses to laryngoscopy and tracheal intubation. Critical Care Med 12:391-394

Vinson PP (1944) Treatment of chronic nontuberculous pulmonary infection by bronchoscopy and insufflation of sulfonamide compounds. Ann Otol Rhinol Laryngol 53:787-790

Wall MA, Terry AB, Eisenberg J, McNamara M (1983) Inhaled antibiotics in cystis fibrosis. Lancet I:1325

Wanner A, Rao A (1980) Clinical indications for and effects of bland, mucolytic and antimicrobial aerosols. Am Rev Respir Dis 122:79-87

Weibel ER (1971) Morphometric estimation of pulmonary diffusion capacity. Resp Physiol 11:54-75

Wetterlin KJL (1987) Design and function of Turbohaler. In: Newman SP, Moren F, Crompoton GK (Hrsg) A new concept in inhalation therapy. Medicom, Boston London München Paris Wien, S 85–89

Yam J, Roberts RJ (1979) Pharmacological alteration of oxygen-induced lung toxicity. Toxicol Appl Pharmacol 47:367–375

Yu CP, Nicolaides P, Soong TT (1979) Effect of random airway sizes on aerosol deposition. Am Ind Hyg Ass 40:999–1005

Zuber A, Dirnagel K, Drexel H (1976) Quantitative Traceruntersuchungen über den Verbleib inhalierter Aerosole. Med Klin 71:1788–1792